EL RESETEO DEL DOLOR

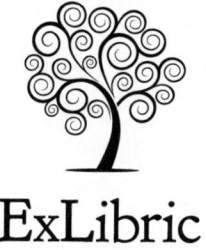

ExLibric

FRANCISCO CÓZAR GRANJA
GARA CÓZAR ADELANTADO

EL RESETEO DEL DOLOR

EXLIBRIC
ANTEQUERA 2025

FRANCISCO CÓZAR GRANJA
GARA CÓZAR ADELANTADO

EL RESETEO DEL DOLOR

Una propuesta clínica basada en la estimulación metamérica de la piel

A todos mis pacientes, por la paciencia mostrada conmigo. A Lola, mi esposa, por todo… A mis hijos por inundar su infancia y juventud de historias de grapas y soportarme. A mis compañeros por reírse menos de lo que debieran durante estos años. A mis paisanos de Algatocín, porque no se lo esperan.

Sedare dolorem, opus divinum est
GALENO (siglo II d. C.)

Introducción

Todo empezó con un paciente que, de ninguna manera, aceptaba un no por respuesta.

Insistió. Me urgió. Me arrancó un compromiso. Me pidió que aliviara un dolor insoportable utilizando las grapas.

Yo no tenía detrás una teoría consolidada ni un protocolo que avalara su uso. Acepté con cautela, con escepticismo, dispuesto a demostrar lo que creía: que no funcionaría.

El resultado fue asombroso y, para ambos, desconcertante: el dolor desapareció.

No fue una cura milagrosa, pero sí el comienzo de algo. Aquella escena clínica me obligó a mirar de otro modo, a escuchar con mayor atención, a explorar con las manos y con la mente abierta.

Así nació, sin haberlo previsto, la técnica que he utilizado ya en más de cuatro mil pacientes: el tratamiento con **grapas metaméricas.**

Esta técnica no anestesia, no bloquea, no destruye. *Modula. Reordena. Restaura.*

Consiste en colocar con precisión una grapa quirúrgica sobre puntos hiperálgicos del trayecto radicular, identificados mediante una exploración manual exigente.

El estímulo mecánico que provoca la grapa es doloroso, sí —pero es un dolor breve, exacto, funcional—, y produce una reorganización profunda de las vías sensitivas alteradas.

Lo que encontrará en este libro no es una teoría más, ni una recopilación de conjeturas. Es un relato clínico directo, respaldado por años de práctica, cientos de casos documentados y una convicción creciente: **el cuerpo sabe cómo curarse si se le ofrece la vía adecuada.**

Si usted sufre, trata o estudia el dolor crónico, encontrará aquí una herramienta inesperada.

Y si aún cree que el dolor puede ser comprendido —no solo silenciado—, está en el lugar indicado.

Prefacio

Durante más de cuatro décadas como médico traumatólogo, he atendido a más de cuatro mil pacientes afectados por dolor crónico, con grapas metaméricas. Muchos de ellos habían pasado por múltiples tratamientos sin éxito: fármacos, bloqueos, fisioterapia o incluso cirugía. En ese escenario de repetidas frustraciones clínicas, fue un paciente —no yo— quien encendió la chispa que dio origen a la técnica que aquí expongo.

Aquel hombre, aquejado de un dolor persistente e invalidante, me pidió que probáramos algo diferente: aplicar unas grapas quirúrgicas sobre una zona dolorosa de su piel, como si el dolor necesitara ser «marcado» para apagarse. No había técnica, ni teoría, ni promesa. Solo la necesidad de intentar algo. Accedí, obligado y con escepticismo. Pero para mi asombro —y el suyo— el dolor desapareció de forma rápida y completa.

Ese fue el inicio. No de un método diseñado en laboratorio, sino de una técnica que fue construyéndose desde la observación, la repetición clínica y la lógica fisiopatológica.

Con el tiempo, esta práctica fue adquiriendo una estructura definida y, en la actualidad, constituye un método concreto y reproducible de modulación del dolor crónico.

La implantación de grapas quirúrgicas sobre puntos metaméricos hiperálgicos, localizados con precisión manual.

Esta obra no pretende defender una teoría, ni disputar espacio con las corrientes académicas del dolor. Solo mostrar con honestidad y evidencia clínica lo que he visto en mi consulta:

casos de dolor neuropático, cefaleas tensionales, radiculopatías y neuralgias que, tras años de sufrimiento, se resuelven en cuestión de minutos o semanas con una intervención mínima, precisa y poco convencional.

No soy investigador de laboratorio ni neurocientífico experimental. Soy un clínico que escucha, palpa, prueba, compara y anota. Lo que encontrará en estas páginas es el resultado de esa forma de entender la medicina: desde el cuerpo, desde la metámera y desde el paciente.

Confío en que quien lea este libro lo haga con pensamiento crítico, con escepticismo constructivo, pero también con apertura real. Porque a veces, la solución llega no de un dogma, sino de una experiencia inesperada. Y si funciona, merece ser contada.

De la consulta al descubrimiento

Soy médico especialista en Traumatología y Cirugía Ortopédica, formado vía MIR.

Durante casi cuarenta años he ejercido en hospitales y centros del Sistema Nacional de Salud (SNS), y durante ese tiempo fui jefe de Cupo Quirúrgico de mi especialidad en el Centro de Atención Especializada (CAE) Rumeu Armas, más conocido como Tomé Cano, dependiente del Hospital Universitario Nuestra Señora de Candelaria (HUNCS) de Santa Cruz de Tenerife.

Ese fue mi entorno profesional cotidiano: el quirófano, la consulta masificada, la cercanía diaria con los dolores de mi gente. Allí nacieron las grapas metaméricas.

Lo que comenzó como un gesto obligado para no causar decepción a un paciente, y por hacer honor a mi palabra, se convirtió con los años en una técnica reproducible, eficaz y digna de ser compartida.

Actualmente, mantengo mi práctica clínica en el ámbito privado, en mi propia consulta.

Coautoría

Este trabajo no es solo fruto de la experiencia acumulada, sino también del impulso de una nueva generación.

Mi hija y colega, la Dra. Gara María Cózar Adelantado, traumatóloga y cirujana ortopédica, coautora de este libro, ha participado activamente en el estudio, análisis y validación clínica de la técnica de las grapas metaméricas.

Su formación académica y su visión contemporánea enriquecen este proyecto, asegurando su continuidad y expansión en el campo de la medicina del dolor.

La transmisión del conocimiento no solo se cumple aquí: se proyecta hacia el futuro.

Origen de las grapas metaméricas
(Dr. Cózar)

Un día de agosto, a comienzos de siglo, recibí la visita de un paciente que cambiaría para siempre mi manera de ejercer la medicina.

Aquel día llegó un señor de más de 80 años, alto, sonrisa desafiante, con gafas, algo pasado de peso, vestido con una chaqueta negra y con la mano derecha oculta bajo la prenda. Sin mediar saludo ni sentarse, me dijo:

—*No sé para qué estoy aquí… Usted no puede hacer nada.*

Me explicó que lo habían operado del cuello hacía dos años por un quiste vertebral y, desde entonces, no dormía. En ese momento sacó la mano de debajo de la chaqueta: la llevaba metida en un guante de lana negro.

—*¿La ve? Duele siempre. Si le da la luz, si la toco, si cambia la temperatura, si le quito el guante, si la rozo…*

Yo, más joven en aquel entonces, aceptaba los desafíos con entusiasmo.

—*Eso lo vamos a ver* —respondí.

Lo exploré con detenimiento y le dije:

—*Es posible que la cicatriz tenga algo que ver y que la contractura del cuello esté influyendo. Si es así, puedo ayudarle.*

Asintió, y procedí a infiltrarle una combinación de anestésico y cortisona en varios puntos del cuello. Antes de marcharse, le dije:

—*Don Eduardo, veamos cómo evoluciona. Vuelva dentro de una semana.*

A la semana siguiente, apareció nuevamente en la consulta, esta vez con sonrisa franca y colaborador.

—*Doctor, casi acierta… He dormido dos noches y mi mano dejó de molestarme durante ese tiempo.*

—*¿No se lo dije?* —respondí con optimismo—. *Repitamos el procedimiento, es posible que terminemos con su problema.*

Volví a infiltrarle en los mismos puntos, con la esperanza de consolidar la mejoría. Otra semana de espera…, pero esta vez el resultado no fue tan bueno.

—*No ha ido tan bien… Solo dormí una noche.*

Repetí la técnica. A la semana siguiente, los resultados fueron aún peores.

—*Esta vez solo dormí una noche, pero quiero que me vuelva a inyectar.*

—*No, don Eduardo. Esto no tiene futuro. Siento haberme equivocado, pero reconozco mi fracaso. Usted tenía razón: no puedo hacer nada por usted.*

—*¿No hay ninguna solución para mí?*

—*No* —respondí con pesar.

Él insistió:

—*Algo habrá…*

El tiempo apremiaba, aún quedaban pacientes por atender y mi relevo estaba a punto de llegar. En un descuido, cometí el error de hablar sin pensar:

—*He leído en el periódico que en Mallorca hay unos médicos que resuelven casos de dolores extraños colocando grapas…*

—*¿Y?* —me preguntó.

—*Que, si no son ellos, no veo otra solución.*

Entonces me miró con seriedad y dijo:

—*Doctor, ¿usted cree que un pensionista como yo puede coger un avión y pagar una consulta?*

—*Don Eduardo, lo siento. Además, ni siquiera estoy seguro de que esa sea una solución para su caso.*

—*Doctor, escúcheme bien… Las grapas me las va a poner usted.*

—*No, don Eduardo. No sé qué grapas son, ni cómo se ponen, ni dónde. No tengo la menor idea.*

—*Usted me las pone.*

—*Pero no sé si servirán para lo suyo.*

—*Usted me las pone.*

Sabía que estaba atrapado. Los médicos tememos algo más que equivocarnos, y es que llegue nuestro relevo y queden pacientes sin atender. Después de muchos «síes» por su parte y otros tantos «noes» por la mía, acabé dándome por vencido.

—*De acuerdo, don Eduardo. Se las pongo. Vaya el martes a la clínica donde opero y se las colocaré cuando termine las intervenciones.*

Salió satisfecho y yo sentí que me había librado de la pesadilla. No volví a pensar en él.

El martes, justo antes de mi última cirugía, me llamaron de recepción:

—*Doctor, aquí hay un hombre que pregunta por usted.*

—*¿Qué quiere?*

—*No se explica bien… Lleva una chaqueta negra.*

Era él. Pensé que me había librado, pero no. Tocaba cumplir.

—*Envíelo con un celador a quirófano. Que lo desvistan y le pongan una bata.*

Terminada la sesión quirúrgica, lo hice pasar.

—*Don Eduardo, no sé qué hacer con usted. No sé cómo tratarlo. No he visto ninguna descripción del procedimiento… No voy a matarlo, pero le haré daño.*

Él, firme, respondió:

—*Usted me las pone.*

Lo situé en la camilla, palpé los puntos dolorosos en su cuello y hombro. Apliqué varias grapas. No esperaba aliviarlo, sino que comprendiera, al fin, la futilidad del empeño Al menos dormirá tranquilo. Y cuando retire las grapas, la obsesión se habrá ido.

El viernes volvió a revisión. Traía una sonrisa de oreja a oreja. Llevaba la chaqueta, pero esta vez su mano iba en alto, sin guante.

—*Se lo dije, doctor. Usted me curaba.*

Lo que presencié me dejó inmóvil. «Esto no puede ser», pensé, sintiendo cómo la lógica médica se deshacía ante mis ojos. ¿Autosugestión? ¿Placebo? ¿Locura? No había explicación posible. Y, sin embargo…, estaba ocurriendo ahí, frente a mí.

Volvió a la semana siguiente, y a la otra. Yo esperaba que la mejoría decayera para quitarle las grapas y dar por finalizada aquella locura. Pero después de dos meses, cuando por fin retiré las grapas, el efecto persistió.

Los años pasaron y don Eduardo siguió visitándome de vez en cuando. El dolor nunca volvió.

1

Introducción: El dolor y las grapas

INTRODUCCIÓN

Hablar del dolor obliga a comenzar con una pregunta fundamental: ¿Qué es exactamente el dolor?

«El dolor es una experiencia sensorial y emocional desagradable asociada o similar a la asociada con daño tisular real o potencial». Definición de dolor (IASP 2020).

EL DOLOR COMO ESPECTRO FUNCIONAL Y DISFUNCIONAL

El dolor, en sus múltiples manifestaciones, debe entenderse como un fenómeno continuo, no como una colección de entidades aisladas. Las categorías de dolor agudo, crónico y neuropático no son compartimentos estancos, sino expresiones distintas dentro de un espectro dinámico de alteración sensorial, emocional y funcional del sistema nervioso.

El **dolor agudo** cumple una función protectora y adaptativa. Es una señal de alarma que indica un daño tisular real o inminente. Su intensidad guarda proporción con el estímulo, su evolución es previsible y suele responder adecuadamente al tratamiento analgésico convencional o a la resolución de la causa subyacente.

Cuando este dolor no se resuelve con el tiempo, o cuando aparece de forma desproporcionada a la lesión, se transforma en **dolor crónico**. En este estadio, el dolor pierde su carácter de aviso y se convierte en una experiencia patológica en sí misma. La sensibilización central, la alteración de circuitos inhibitorios y la participación de factores emocionales y conductuales hacen que el tratamiento requiera una estrategia multimodal, donde el objetivo no siempre es la desaparición del dolor, sino su modulación y control funcional.

En el extremo más complejo del espectro se encuentra **el dolor neuropático**. En este caso, el dolor no surge como respuesta a un daño periférico, sino como consecuencia directa de una disfunción del sistema nervioso. Se trata de un fallo en los propios mecanismos de transmisión y modulación sensitiva, donde el dolor se genera sin necesidad de estímulo. Este tipo de dolor es más resistente a los tratamientos tradicionales y obliga a utilizar estrategias terapéuticas específicas —neuromoduladores, técnicas intervencionistas o abordajes innovadores— orientadas a interrumpir los bucles aberrantes de señalización.

Comprender la transición del dolor como un proceso que puede ir de la función a la disfunción —de la alarma útil a la enfermedad autónoma— es clave para seleccionar la herramienta terapéutica adecuada en cada fase. Solo desde esta visión integradora es posible personalizar el abordaje del dolor, adaptando los recursos según la fisiopatología predominante, la cronicidad y el impacto funcional que genera en cada paciente.

¿QUÉ SON LAS GRAPAS METAMÉRICAS?

Las grapas metaméricas son un método terapéutico basado en la estimulación mecánica de puntos específicos de la piel, con el objetivo de modular la percepción del dolor y mejorar la función neuromuscular.

Su aplicación consiste en la colocación de grapas quirúrgicas estériles en áreas estratégicas, siguiendo la distribución de los segmentos nerviosos o metámeras, que están directamente relacionados con el dolor del paciente.

Este enfoque se fundamenta en principios de neuromodulación refleja y se basa en el hecho de que el estímulo mecánico en la piel puede modificar la señalización del dolor a nivel periférico y central, induciendo una respuesta de regulación en la médula espinal y el sistema nervioso central.

A diferencia de otros tratamientos como la punción seca, la estimulación nerviosa transcutánea (TENS) o los bloqueos nerviosos, las grapas metaméricas generan un estímulo constante y prolongado, permitiendo una respuesta sostenida en la modulación del dolor sin necesidad de recurrir a fármacos o procedimientos invasivos.

Principales características de las grapas metaméricas

- Actúan a nivel de los circuitos neurorreflejos, reduciendo la hiperexcitabilidad nerviosa.
- No requieren anestesia, ya que su efecto se basa en una respuesta natural del sistema nervioso.
- Son dolorosas en su implantación.

- Son mínimamente invasivas, sin necesidad de incisiones ni tiempos de recuperación prolongados.
- Pueden utilizarse en diversos tipos de dolor crónico, especialmente en radiculopatías, dolor musculoesquelético y síndromes de sensibilización central.

La técnica ha demostrado ser eficaz en pacientes que han fracasado con otros tratamientos convencionales, ofreciendo una opción terapéutica con buenos resultados y un bajo riesgo de complicaciones.

COMPARACIÓN CON OTRAS TÉCNICAS DE TRATAMIENTO DEL DOLOR

Diferencias con la estimulación nerviosa transcutánea (TENS)

- El TENS usa impulsos eléctricos de bajo voltaje para inhibir la transmisión del dolor a nivel medular.
- Las grapas, mediante estímulo mecánico sostenido, generan un efecto prolongado incluso tras su retirada.

Diferencias con la punción seca

- Actúa en puntos gatillo musculares, mientras que las grapas actúan a nivel dérmico sobre trayectos metaméricos.
- Las grapas no buscan el espasmo local, sino una reorganización prolongada de la señalización.

Diferencias con los bloqueos nerviosos

- Los bloqueos requieren anestésicos o corticoides. Las grapas no emplean fármacos.
- Las grapas inducen un efecto mantenido con una sola aplicación.

Diferencias con la acupuntura

- La acupuntura sigue una lógica energética tradicional, mientras que las grapas se fundamentan en neurofisiología.
- Requiere sesiones repetidas; las grapas permanecen durante semanas, actuando de forma continua.

OBJETIVOS DEL MANUAL

El objetivo principal de este manual es proporcionar una guía clara, estructurada y práctica sobre la aplicación de las grapas metaméricas en el tratamiento del dolor crónico, especialmente en sus formas neuropáticas y musculoesqueléticas resistentes.

Este trabajo no se limita a describir una técnica. Pretende también justificar su uso a través de fundamentos clínicos y neurofisiológicos sólidos, y presentar su eficacia mediante observaciones directas, bien documentadas, de la práctica médica cotidiana.

Está dirigido a médicos especialistas en dolor, fisioterapeutas y profesionales sanitarios interesados en explorar nuevas estrategias terapéuticas más allá del enfoque convencional.

Con este manual se persigue:

1. Explicar de forma clara el fundamento neurofisiológico de la técnica, describiendo su mecanismo de acción sobre el sistema nervioso periférico.
2. Definir con precisión los criterios de selección de pacientes y situaciones clínicas donde está indicada.
3. Establecer un protocolo clínico de aplicación, desde la exploración manual hasta el seguimiento clínico.
4. Reivindicar el valor del tacto, la observación directa y la exploración meticulosa como herramientas diagnósticas esenciales.
5. Describir los posibles efectos adversos y su manejo.
6. Presentar una casuística clínica real y contrastada que ilustre el alcance y las limitaciones del método.

Este manual aspira a convertirse en una referencia útil y cercana para quienes deseen incorporar las grapas metaméricas en su práctica clínica. No es solo una guía técnica, es una invitación a practicar una medicina más observadora, más humana y más eficaz frente al dolor.

2

Fundamentos científicos, fisiología, mecanismo de acción e indicaciones

FUNDAMENTOS FISIOLÓGICOS DEL DOLOR Y LA NEUROMODULACIÓN

Clasificación del dolor según su origen

Además de clasificarse por su duración en agudo o crónico, el dolor puede distinguirse por su origen fisiopatológico en dos grandes categorías: nociceptivo y neuropático. Esta clasificación permite comprender mejor los mecanismos implicados y seleccionar estrategias terapéuticas más eficaces.

Dolor nociceptivo

El dolor nociceptivo se origina como consecuencia de lesiones o estímulos nocivos sobre tejidos periféricos: piel, músculos, articulaciones, vísceras u otras estructuras somáticas. Estos estímulos activan directamente los nociceptores, receptores especializados en detectar daño o amenaza de daño.

Las causas son múltiples: traumatismos, inflamación, procesos degenerativos, cirugías, infecciones, quemaduras, presión excesiva, frío, calor o sustancias químicas irritantes. El sistema nervioso en este caso funciona correctamente, actuando como un traductor fiel de la agresión tisular.

Además, la activación nociceptiva suele ir acompañada de una respuesta inflamatoria local, que sensibiliza los tejidos y amplifica la percepción del dolor. Esta forma de dolor suele ser proporcional al daño y responde bien a tratamientos analgésicos convencionales, antiinflamatorios y reposo funcional.

Dolor neuropático

El dolor neuropático tiene un origen completamente distinto: se produce por lesión o disfunción del propio sistema nervioso, ya sea en sus componentes periféricos (nervios, raíces) o centrales (médula espinal, vías ascendentes, cerebro). En estos casos, el dolor no depende de una agresión tisular periférica, sino de una alteración en los mecanismos de procesamiento sensorial.

Este tipo de dolor puede aparecer en radiculopatías, neuropatías periféricas (como la diabética), síndromes posquirúrgicos, afectaciones medulares, enfermedades desmielinizantes o fenómenos de sensibilización central. A menudo es desproporcionado, persistente y difícil de localizar con precisión.

El dolor neuropático se caracteriza por sensaciones de quemazón, pinchazos, descargas eléctricas, entumecimiento o incluso frío doloroso. Puede acompañarse de fenómenos como alodinia (dolor ante estímulos no dolorosos) o hiperalgesia (respuesta exagerada al dolor).

En este caso, «el sistema nervioso deja de ser un transmisor pasivo y se convierte en el generador autónomo del dolor». Por eso, los tratamientos tradicionales resultan insuficientes, y es necesario recurrir a estrategias de neuromodulación farmacológica, bloqueos, estimulación nerviosa o tratamientos físicos específicos orientados a reprogramar la actividad anómala del sistema sensitivo.

FUNDAMENTO NEUROFISIOLÓGICO DE LAS GRAPAS METAMÉRICAS

David Julius y Ardem Patapoutian: Los sensores moleculares del dolor y la presión

El conocimiento contemporáneo sobre cómo se inicia el dolor a nivel periférico dio un salto trascendental con los descubrimientos de David Julius y Ardem Patapoutian, quienes fueron galardonados con el Premio Nobel de Fisiología o Medicina en 2021.

David Julius identificó los canales iónicos TRPV1, sensibles a la capsaicina (el compuesto picante del chile), al calor y a los estímulos ácidos. Estos canales se encuentran en las terminaciones nerviosas libres de los nociceptores y actúan como sensores moleculares del dolor térmico y químico. Su activación inicia la despolarización neuronal que, si supera el umbral, genera potenciales de acción que ascienden hacia el sistema nervioso central, marcando el inicio de la experiencia dolorosa.

Ardem Patapoutian, por su parte, descubrió los canales PIEZO1 y PIEZO2, fundamentales en la mecanotransducción: la conversión de estímulos mecánicos en señales eléctricas. Estos canales son esenciales no solo en la percepción táctil, sino también en la propiocepción, y participan en la respuesta a presiones y estiramientos sobre la piel, músculos y vísceras.

Ambos científicos demostraron que el dolor no comienza en el cerebro ni en la médula, sino en los extremos periféricos de las neuronas sensoriales, donde existen estructuras moleculares especializadas capaces de traducir agresiones térmicas, químicas o mecánicas en señales eléctricas que se integran posteriormente en redes neuronales complejas.

La neuromatriz del dolor y la experiencia cortical

La experiencia dolorosa no es una simple respuesta refleja a un estímulo nocivo, sino una construcción compleja generada por el sistema nervioso central. La teoría de la neuromatriz del dolor, propuesta por Ronald Melzack, establece que la percepción del dolor surge de una red cerebral distribuida que integra:

- La corteza somatosensorial (localización e intensidad).
- El sistema límbico (carga emocional).
- La corteza prefrontal (memoria, expectativa y juicio).
- El tálamo y tronco encefálico (modulación y filtro).

Cuando esta red se reorganiza de forma disfuncional, como ocurre en el dolor neuropático o crónico, el dolor puede mantenerse sin estímulo periférico, perpetuado por mecanismos de memoria sensorial, sensibilización y disociación estímulo-respuesta.

La teoría de la compuerta de Melzack y Wall

En 1965, Melzack y Wall propusieron que la médula espinal, a nivel de la asta dorsal, funciona como una compuerta neurológica que regula el paso de señales nociceptivas hacia el encéfalo. Esta compuerta es modulada por:

- Fibras Aβ (tacto-presión, rápidas): Inhiben la transmisión del dolor.
- Fibras C y Aδ (nociceptivas, lentas): La facilitan.
- Interneuronas inhibitorias: Ubicadas en la sustancia gelatinosa de Rolando, son claves para cerrar la vía cuando son estimuladas por aferencias no nociceptivas.

Este modelo introdujo la noción de que el dolor puede ser controlado a nivel segmentario, lo que fundamenta la eficacia de estímulos periféricos bien dirigidos como método terapéutico.

El modelo de Sherrington y las convergencias polisinápticas

Charles Sherrington, a través de sus trabajos sobre la médula espinal y los arcos reflejos, demostró que múltiples aferencias convergen en neuronas polisinápticas, y que estas redes pueden sufrir fenómenos de facilitación, inhibición o inversión de la respuesta según la intensidad, frecuencia y naturaleza del estímulo.

El concepto de «umbral funcional» descrito por Sherrington implica que, al superar cierto nivel de estimulación, una red refleja puede cambiar su patrón de respuesta, generando inhibición donde antes había facilitación. Este principio es esencial para comprender el efecto terapéutico de la grapa metamérica.

Linda Watkins: La inflamación glial y la persistencia del dolor

Linda Watkins transformó la comprensión moderna del dolor crónico al revelar que no son únicamente las neuronas quienes perpetúan el sufrimiento, sino también las células gliales —microglía y astrocitos—, activadas patológicamente en el sistema nervioso central. Su investigación demostró que esta activación glial mantiene un estado de neuro inflamación que sensibiliza las vías nociceptivas, sosteniendo el dolor aun cuando el daño original haya desaparecido.

El dolor crónico, bajo esta nueva perspectiva, es una enfermedad de redes inflamatorias persistentes más que de lesión tisular directa.

La estrategia terapéutica más prometedora, según Watkins, es modular esta hiperactividad glial para restaurar el equilibrio del procesamiento sensorial.

Donald O. Hebb y la plasticidad funcional del sistema

La plasticidad sináptica, base de toda reorganización funcional duradera, fue formulada por Donald O. Hebb en 1949. Su principio, hoy convertido en piedra angular de la neurociencia, afirma que:

Las neuronas que se activan juntas, se conectan entre sí (*cells that fire together, wire together*).

Esta máxima explica cómo las redes neuronales se refuerzan o debilitan en función de su activación conjunta. En el contexto del dolor crónico, la repetición de estímulos nociceptivos genera redes patológicas fuertemente conectadas que perpetúan la percepción dolorosa incluso en ausencia de estímulo periférico.

FISIOLOGÍA DE LA GRAPA METAMÉRICA

La implantación de una grapa metamérica produce un estímulo doloroso agudo, localizado con precisión sobre un punto hiperálgico correspondiente a una metámera afectada. Este estímulo:

- Supera el umbral funcional de la red nociceptiva segmentaria, reorganizando su respuesta.
- Activa interneuronas inhibitorias medulares, cerrando la vía facilitada del dolor.
- Desencadena una modulación descendente desde el tronco cerebral, reforzando la inhibición central.
- Provoca la liberación de neuropéptidos analgésicos endógenos (endorfinas, encefalinas).
- Rompe el circuito reverberante de sensibilización periférica y central.
- Modula el microambiente glial segmentario, contribuyendo a resolver la neuroinflamación que perpetúa la hiperexcitabilidad y el dolor crónico.

Los descubrimientos de David Julius y Ardem Patapoutian explican cómo se inicia esta cadena de eventos.

La grapa estimula directamente las terminaciones nerviosas periféricas que expresan canales iónicos especializados:

TRPV1, descrito por Julius, responde a estímulos térmicos, químicos (capsaicina) y dolorosos, generando una despolarización intensa que dispara la señal nociceptiva.

PIEZO1 y PIEZO2, identificados por Patapoutian, se activan ante la presión mecánica ejercida por la grapa, permitiendo la transducción de fuerza física en señal eléctrica.

Ambos tipos de canales actúan como **transductores moleculares del estímulo mecánico** que representa la grapa, provocando una activación sincrónica, breve e intensa de las fibras sensoriales aferentes. Esta activación inicial no solo desencadena el proceso reflejo de reorganización, sino que también selecciona con precisión el circuito hipersensibilizado sobre el que se actuará terapéuticamente.

Y, en última instancia, **activa una reconfiguración hebbiana funcional** al sincronizar un nuevo patrón aferente-eferente que deshace asociaciones patológicas previas.

De forma inmediata o en minutos, el sistema entra en un nuevo estado funcional: **el dolor se disipa, la vía nociceptiva se bloquea y aparece una sensación de bienestar o de liberación.**

CONVERGENCIA NEUROCIENTÍFICA EN LA TÉCNICA

La técnica de las grapas metaméricas integra de forma natural los grandes pilares de la neurociencia moderna del dolor.

- David Julius y Ardem Patapoutian: La grapa estimula directamente las terminaciones nerviosas periféricas que expresan canales iónicos especializados.
- Sherrington enseñó que, al superar un umbral funcional, una red sensitiva puede reorganizar su respuesta, pasando de dolor a inhibición.
- Melzack y Wall mostraron que el dolor puede ser bloqueado cerrando la «compuerta» segmentaria mediante estímulos controlados.
- Melzack propuso que la experiencia dolorosa es el producto de una neuromatriz cortical, susceptible de ser recalibrada.
- Watkins reveló que la activación glial mantiene la sensibilización crónica, y que su modulación puede revertir el dolor persistente.
- Hebb explicó cómo las conexiones sinápticas se reorganizan en función de la actividad conjunta, permitiendo que un nuevo patrón de estimulación desactive redes patológicas y forme asociaciones sanas.

La grapa metamérica aplica un estímulo breve, intenso y localizado que:

- Estimula directamente las terminaciones nerviosas periféricas.
- Supera el umbral.
- Cierra la vía de dolor.
- Reconfigura la neuromatriz.
- Modula la neuroinflamación glial.
- Reorganiza las redes sinápticas según la lógica hebbiana.

Así, en un solo acto clínico, se produce una neuromodulación profunda y multisistémica, capaz de transformar estados de dolor crónico en nuevas configuraciones funcionales saludables.

ORIGINALIDAD Y ACCIÓN MULTISISTÉMICA

La técnica de las grapas metaméricas no se basa en contrairritación, placebo ni reflejos primarios.

Es un método dirigido, que provoca una **reorganización intencional del sistema nervioso,** actuando en múltiples niveles:

- A nivel periférico: Normaliza el umbral de los nociceptores, reduce el edema neurogénico y modula la inflamación local.
- A nivel medular: Bloquea la vía facilitada, reorganiza el circuito reflejo segmentario.
- A nivel glial: Modula la activación de la microglía y astrocitos, favoreciendo la resolución de la neuroinflamación segmentaria que perpetúa la sensibilización.
- A nivel cortical: Reinterpreta la señal sensorial, reorganiza la red neuromatriz, y restaura patrones funcionales saludables de percepción.
- Y a nivel sináptico funcional: Moviliza el principio formulado por Donald O. Hebb, quien estableció que «**las neuronas que se activan juntas, se conectan entre sí**». La activación sincronizada de aferencias específicas reconfigura el sistema, reemplazando redes patológicas por nuevas conexiones funcionales que bloquean, reinterpretan o disuelven la experiencia dolorosa.

La grapa metamérica no es solo un estímulo, sino un acto de neuromodulación consciente, que aprovecha los mecanismos de plasticidad del sistema nervioso para inducir una transformación profunda, multisistémica y duradera.

Plasticidad, neuromatriz y reorganización funcional

El sistema nervioso no solo transmite el dolor, lo interpreta, lo recrea y lo consolida en redes de significación compleja. Esta capacidad de transformación está anclada en el principio de la plasticidad sináptica, tal como lo formuló Donald Hebb a mediados del siglo XX: «Las neuronas que se activan juntas se conectan juntas». Este postulado, piedra angular de la neuroplasticidad, explica cómo los circuitos del dolor crónico se afianzan y se perpetúan en ausencia de daño activo.

El modelo de la neuromatriz del dolor, desarrollado por Melzack en los años 90, propone que la experiencia dolorosa emerge de una red neuronal distribuida que integra aferencias sensoriales, memoria, emociones y cuerpo imaginado (la representación interna del cuerpo, que persiste incluso en ausencia de partes del cuerpo como en amputados).

En este marco, el estímulo intenso y focalizado de las grapas metaméricas puede actuar como un interruptor reorganizador, reconfigurando esta neuromatriz alterada. Al imponerse sobre un circuito sensibilizado, rompe el bucle retroalimentado del dolor crónico, modula la activación glial anómala que sustenta la sensibilización y obliga a la red a recalibrar su interpretación del estímulo periférico, generando no solo alivio, sino frecuentemente una sensación de extrañeza o bienestar inesperado.

Este mecanismo sugiere que la técnica no actúa solo a nivel segmentario, sino también sobre áreas corticales alteradas por la persistencia del dolor, restaurando el equilibrio funcional a través de la reorganización neuronal y de la resolución de la neuroinflamación glial subyacente.

Efecto contralateral: Una vía bilateral de modulación glioneuronal

Numerosos casos clínicos propios han puesto de manifiesto que, en pacientes con dolor bilateral, el tratamiento unilateral con grapas metaméricas —aplicado en el lado de mayor intensidad sintomática— suele inducir también la desaparición del dolor en el lado contralateral.

Esta respuesta no puede explicarse únicamente por mecanismos puramente neuronales, sino que apunta también a una modulación multisistémica que involucra la dinámica glial.

Actualmente, se reconocen varias vías plausibles que sustentan este fenómeno:

1. Interconexiones segmentarias a nivel medular (comisura gris), que permiten la difusión de señales inhibitorias de un hemicordón al contralateral.
2. Influencia sobre interneuronas inhibitorias bilaterales, capaces de modular simultáneamente la actividad de ambos lados de la médula.
3. Plasticidad transcallosa y cortical, donde la reorganización funcional de un hemisferio cerebral induce fenómenos de modulación homóloga en el hemisferio opuesto.

4. Resolución parcial de la neuroinflamación glial segmentaria bilateral, favorecida por la desactivación de microglía reactiva a través del estímulo focalizado, lo que facilita la recuperación funcional cruzada.

Esta capacidad de reorganización interhemisférica encuentra su raíz en el principio formulado por Donald Hebb: **«Las conexiones sinápticas se fortalecen cuando las neuronas se activan juntas de forma repetida».** Esta plasticidad hebbiana permite que la estimulación en un solo lado del sistema nervioso pueda inducir cambios estructurales y funcionales bilaterales, especialmente en contextos de dolor crónico donde la red sináptica se ha reorganizado patológicamente.

Este fenómeno revela que el estímulo periférico desencadenado por la grapa metamérica actúa tanto sobre redes neuronales como sobre circuitos gliales interconectados, produciendo efectos multisistémicos que trascienden el punto de inserción.

Constituye, sin duda, una de las claves terapéuticas más sorprendentes y poderosas de la técnica.

Influencia sobre el tono muscular y la contractura

Muchos cuadros dolorosos crónicos se asocian a una alteración persistente del tono muscular, con aparición de contracturas reflejas, hipertonía localizada y limitación del rango articular.

Las grapas metaméricas, al modular la actividad aferente nociceptiva, reorganizar el circuito sensitivo-motor y modular la activación glial segmentaria, pueden inducir una normalización del tono en los músculos afectados. La glía activada en el entorno medular no solo amplifica el dolor, sino que también contribuye a la disfunción motora reflejada en contracturas y rigidez.

Al favorecer la resolución de la neuroinflamación local, las grapas metaméricas facilitan la recuperación del equilibrio entre excitación e inhibición segmentaria.

Este fenómeno se explica también desde la plasticidad funcional. El principio de Hebb, que sostiene que «cuando dos neuronas se activan de forma simultánea de manera repetida, su conexión se refuerza», ayuda a entender cómo los patrones sensitivos dolorosos persistentes consolidan reflejos motores anómalos —como la contractura—, y cómo su interrupción mediante una estimulación intensa y precisa puede inducir una reorganización inmediata del circuito.

Este efecto se manifiesta clínicamente como una liberación espontánea del músculo contracturado, una recuperación inmediata de la elasticidad y una mejoría notable en la postura y la movilidad.

El fenómeno puede observarse incluso en músculos profundos o alejados del foco doloroso, lo que confirma que el tratamiento actúa de forma central, sobre redes neuronales y gliales interrelacionadas.

Resulta habitual —y clínicamente significativo— observar que la implantación de grapas metaméricas provoca una relajación inmediata del tono patológico en la musculatura flexora y extensora de la cadera, la rodilla y el tobillo, facilitando de forma sorprendente una movilidad que, segundos antes, estaba limitada y acompañada de dolor. Este efecto, objetivable de forma inmediata, evidencia la capacidad del estímulo metamérico para reorganizar los circuitos motores y sensoriales implicados.

Modulación de clonus y rigidez

En pacientes con afecciones neurológicas o sensibilización central avanzada, puede observarse la presencia de clonus, espasticidad o rigidez muscular mantenida.

Estas respuestas reflejan una disfunción del control inhibitorio descendente, una hiperexcitabilidad de los arcos reflejos y una participación activa de la glía segmentaria, que perpetúa el estado de hiperrespuesta.

El fenómeno puede explicarse, en parte, a través del principio formulado por Donald Hebb. La activación repetida y sin corrección de estos arcos reflejos patológicos refuerza sus sinapsis, consolidando un patrón motor anómalo difícil de revertir. Esta plasticidad maladaptativa está en la base de muchos cuadros espásticos o mixtos.

La estimulación intensa y focalizada de las grapas metaméricas puede activar circuitos inhibitorios medulares y supraespinales, al tiempo que modula la activación glial anómala en la médula espinal. Esta doble acción facilita la reducción de la hiperexcitabilidad segmentaria y favorece la restauración del control motor.

He observado varios casos de disminución o desaparición inmediata del clonus tras la implantación de las grapas, así como una relajación muscular global que permite recuperar la funcionalidad perdida.

Este efecto evidencia que la técnica no solo tiene una acción analgésica, sino también una influencia reguladora sobre la neuroinflamación glial y los reflejos motores anómalos, lo que la convierte en una herramienta de gran valor en el abordaje de síndromes espásticos o cuadros mixtos dolorosos y motores.

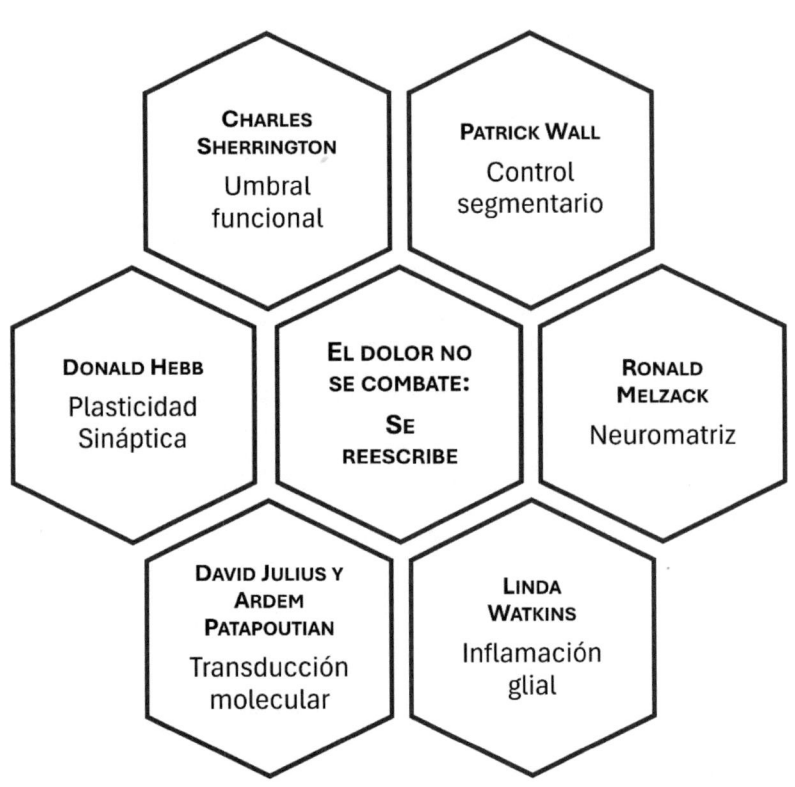

Autores clave y sus aportaciones al enfoque segmentario del dolor.

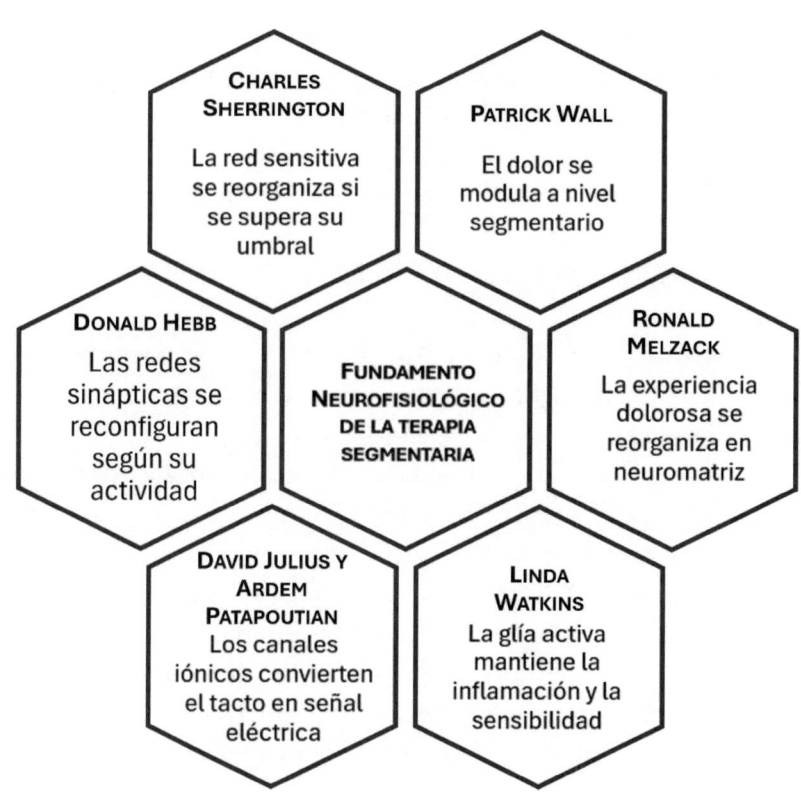

Seis pilares científicos que explican la eficacia de la terapia metamérica.

INDICACIONES CLÍNICAS

Las grapas metaméricas han demostrado ser eficaces en el tratamiento de diversas condiciones clínicas, especialmente aquellas relacionadas con alteraciones en la conducción del dolor. Entre las principales indicaciones destacan:

- **Dolor neuropático** (aquel que persiste tras la resolución de la causa inicial).
- **Radiculopatías vertebrales**, con afectación en raíces C1–S5
- **Síndrome de dolor miofascial**, con contracturas musculares resistentes a tratamientos convencionales.
- **Neuralgia posquirúrgica**, en pacientes con dolor persistente tras intervenciones de columna o cirugía ortopédica.
- **Neuralgia postquirúrgica**, dolor persistente tras infección por herpes zóster.
- **Dolor residual postraumático,** en casos de fracturas consolidadas o lesiones musculares sin inflamación activa.
- **Cefalea cervicogénica y cefalea tensional crónica**, relacionadas con hipertonía muscular occipito-cervical.
- **Síndrome de dolor regional complejo (SDRC),** en fases avanzadas con disfunción neurosensorial.
- **Espasticidad** en pacientes neurológicos.
- **Pseudoangor** por afectación de la musculatura dorso costal.
- **Cirugía vertebral fallida**, en pacientes que persisten con dolor tras procedimientos quirúrgicos de estabilización o descompresión de la columna.

- **Cirugía ortopédica fallida PTC, PTR**, donde el dolor metamérico o, en su caso, neuropático es la causa.

Grapas, cirugía ortopédica y neurocirugía

La cirugía ortopédica y neuroquirúrgica actual ha alcanzado una gran precisión técnica. Sin embargo, no siempre reparar la estructura garantiza que desaparezca el dolor. A veces, tras una intervención correcta, el paciente sigue sufriendo, no por un fallo quirúrgico, sino porque su sistema nervioso mantiene activados circuitos de dolor.

Aquí es donde las grapas metaméricas cobran sentido.

No sustituyen a la cirugía, pero la complementan:

Actúan sobre disfunciones nerviosas que prolongan el dolor.

Ayudan a romper patrones sensitivos anómalos.

Favorecen que el sistema nervioso recupere su equilibrio tras la modulación y el reseteo metamérico.

En muchos casos, **las grapas metaméricas marcan la diferencia entre una recuperación incompleta y una recuperación plena.** Son una herramienta adicional para lograr lo que todo paciente merece: no solo huesos alineados, sino también vida sin dolor.

CRITERIOS DE SELECCIÓN DEL PACIENTE

Para que la grapa metamérica sea eficaz, es fundamental seleccionar correctamente a los pacientes, asegurando que cumplen ciertos criterios clínicos. Su objetivo es inducir un reseteo neuromodulador que interrumpa la persistencia del dolor neuropático. Sin embargo, este efecto solo se mantendrá si se cumplen los requisitos adecuados.

La grapa debe implantarse solo en casos de dolor neuropático, es decir, aquel que persiste tras la desaparición de su causa inicial debido a una disfunción (malfunción) del sistema nervioso. Para ello, se deben cumplir los siguientes requisitos:

- ✓ EVA ≥5: Una intensidad de dolor inferior no generará una impronta anímica suficiente para un reseteo duradero.
- ✓ Duración mínima de 45 días: El dolor debe haberse mantenido o persistir al menos este tiempo.
- ✓ Falta de respuesta a tratamientos previos: No debe haber mejorado con analgésicos, antiinflamatorios, neuromoduladores, fisioterapia o rehabilitación.
- ✓ Ausencia de causa activa: Si la lesión original sigue presente, el reseteo será temporal y el dolor reaparecerá en minutos.
- ✓ Estado del tejido:

  - Inflamación activa: Si hay inflamación en curso, la grapa no debe colocarse, ya que la inflamación predomina sobre el dolor neuropático (una hernia discal en fase aguda, con afectación neurológica y edema, un herpes zoster en actividad, una fractura en fase de consolidación o remodelación).

  - Proceso de reparación o regeneración: Si el tejido (incluido el nervioso) sigue en recuperación, el efecto de la grapa será temporal.

El reseteo neuromodulador ocurre siempre, pero su mantenimiento en el tiempo, depende de la correcta selección del paciente y del cumplimiento de los criterios mencionados.

Como cualquier red, el sistema necesita a veces reiniciarse para volver a funcionar. Sin embargo, si persiste un cortocircuito en la instalación, el sistema volverá a fallar tras el reinicio.

3

Técnica de implantación de grapas metaméricas

Historia clínica previa

El dolor neuropático es decepcionante; suele tener un antecedente de dolor nociceptivo, traumas físicos no tratados o a los que se le ha prestado poca atención.

Hace meses, años, que los dolores están con reagudizaciones, también desaparecen a veces hasta una semana, casi completamente. Siempre vuelven.

Cuando el dolor neuropático afecta al tren inferior, es habitual que tareas aparentemente simples —como subir una ligera pendiente o iniciar un paseo— se conviertan en desafíos desproporcionados.

El inicio requiere un sobreesfuerzo que contrasta con la modestia del objetivo, y aunque con el avance puede mejorar la ejecución, el resultado final suele ser profundamente decepcionante: una fatiga excesiva, sin correlación entre el esfuerzo invertido y el logro alcanzado.

Es frecuente que el dolor aparezca en la cama, al cambiar de posición; a veces no duele al caminar, pero sí en reposo, o en ambas situaciones.

Estos cuadros responden mal a los analgésicos, incluso a los morfínicos. La ausencia de reflejos tendinosos o la presencia de clonus indica un sufrimiento intenso y antiguo de la metámera, con alta probabilidad de ser el detonante del problema actual.

Un dolor muy localizado en tobillo, pantorrilla, rodilla o cadera, sin lesión visible y que no mejora con el reposo, es sospechoso de origen neuropático.

La afectación suele ser unilateral; la bilateralidad es rara, salvo en casos de discopatía severa a nivel del canal medular.

Por tanto, una historia de dolor fluctuante, resistente al tratamiento convencional, con signos de disfunción neuromuscular y distribución segmentaria, debe hacer pensar en **una metámera en disfunción crónica**, susceptible de abordaje mediante grapas metaméricas.

EXPLORACIÓN PREVIA A LA IMPLANTACIÓN

La evaluación clínica antes de implantar las grapas metaméricas debe ser **rigurosa y sistemática**. El objetivo es localizar con precisión los puntos dolorosos y establecer su correspondencia metamérica. Para ello, conviene apoyarse en mapas anatómicos fiables: en el Anexo 1 se incluyen los de Keegan y Garrett, probablemente los más útiles en este contexto.

1. Observación dinámica y apoyo plantar

Inicio siempre la exploración con el paciente en movimiento, observando con atención el patrón de la marcha y el trazo de la huella plantar.

Dismetrías, apoyos asimétricos o contracturas en el pie pueden actuar como desencadenantes o perpetuadores del dolor neuropático.

2. Exploración sensitiva comparativa

Realizo una evaluación de la sensibilidad cutánea mediante **pellizcos suaves y simétricos**, comparando ambas extremidades. Se exploran:

- Cara medial y lateral del pie.
- Dorso y planta del pie.
- Tobillo, cara medial y lateral.
- Talón, posterior, lateral, medial, plantar.
- Tercio proximal de la pantorrilla, región latero posterior.

La **diferencia de sensibilidad entre ambos lados** es un dato clínico clave. No es imprescindible conocer de antemano la metámera exacta: lo importante es detectar la asimetría. Posteriormente se puede interpretar según el mapa metamérico.

Reflejos tendinosos

Valorar su presencia y calidad, ausencia, disminución, lateralidad, normalidad, exaltación. clonus.

Todo lo que no sea normal está alterado y puede ser un indicio claro de alteración en la modulación metamérica.

- Aquíleos.
- Rotulianos.

3. *Exploración motora y articular*

Se valoran los siguientes movimientos, preferiblemente **contra resistencia**:

- Movilidad del pie y tobillo.
- Excursión articular de la rodilla (flexo-extensión, estabilidad).
- Movimientos activos y pasivos de la cadera: flexión, extensión, abducción, aducción y rotaciones.

4. Localización de puntos dolorosos clave

Durante esta fase se realiza una **palpación selectiva mediante pellizco** para identificar zonas hiperálgicos:

- ✓ Tobillo, gotera retromaleolar externa, **S1**.
- ✓ Rodilla: dolor sobre la interlínea externa y región para patelar externa suele corresponder con afectación de **L4**.
- ✓ Trocánter mayor:

  - Si el dolor aparece **al pellizcar la piel,** se trata de una **radiculopatía L5.**
  - Si el dolor se manifiesta con presión profunda, sin piel interpuesta, se trata de trocanteritis.

Esta distinción es esencial, ya que el dolor por radiculopatía L5 se confunde frecuentemente con una falsa contractura del piramidal.

- ✓ Región isquiática:

  - Dolor profundo en la inserción de los isquiotibiales: sospecha de bursitis o tendinopatía isquiática.
  - Dolor superficial al pellizcar la piel entre el isquion y el trocánter: orienta a radiculopatía S1.

- ✓ Muslo:

  - Dolor medial y proximal al pellizcar: posible afectación de **S2**.

- Si el pellizco es doloroso en la periferia de las partes pudendas laterales, también sugiere compromiso de la raíz **S2**.

Este tipo de exploración, sencilla pero precisa, permite identificar con seguridad la metámera responsable del dolor, lo que guía la implantación eficaz de las grapas. La respuesta inmediata tras el estímulo confirma, en la mayoría de los casos, el diagnóstico clínico.

Posición del paciente

Comenzamos con bipedestación para la marcha, decúbito supino para explorar pies, rodillas y caderas, sentado para los ROT y para las rotaciones de columna. Previamente hemos revisado si trocanteritis o radiculpatia L5: poniendo al paciente en decúbito lateral. También los isquiones para la S1 o tendinitis-bursitis. En pacientes obesos, la búsqueda metamérica está dificultada por el tejido adiposo abundante que es rechazado por la camilla; en estos casos es aconsejable colocar las grapas de pie o en decúbito prono.

Fundamento clínico: Seguimiento meticuloso de la metámera

Las metameras L4–L5–S1–S2. pueden manifestarse en el pie, dorso, planta, laterales, en la pantorrilla, en la rodilla, en la cadera, isquion, pero donde están con seguridad es en la zona glútea.

Localización del punto de implantación

Exploración glútea para dolor irradiado desde la espina ilíaca hasta los dedos

Cuando el dolor se extiende desde la espina ilíaca hasta los dedos del pie, las metámeras implicadas suelen abarcar desde T12 hasta S4. Sin embargo, en la zona glútea, las raíces que atraviesan con mayor frecuencia van desde L3 hasta S3.

La exploración comienza con el paciente, **sentado y la región glútea descubierta, de forma que quede visible el pliegue glúteo.** Se palpan tres referencias anatómicas básicas: **el trocánter mayor, la articulación sacroilíaca y la espina ilíaca posterosuperior.**

La **palpación profunda** debe iniciarse sobre la sacroilíaca, en su borde externo. Se utiliza **el pulgar en dirección horizontal,** aplicando presión firme y desplazando ligeramente hacia fuera (1-2 cm) desde el margen articular.

Si existe afectación radicular, el dolor será inmediato, **intenso y localizado.**

La presencia de un solo punto doloroso ya justifica iniciar la implantación. La grapa debe colocarse en **orientación vertical,** ya que así cubre un territorio más amplio, en coherencia con la disposición radial de las fibras sensitivas.

Tras colocar la primera grapa, es habitual **que aparezcan nuevos puntos dolorosos** en la misma metámera, habitualmente hacia lateral (rara vez hacia medial). También se hacen palpables puntos de las metámeras supra y subyacentes.

Todos estos puntos hiperálgicos deben **ser implantados uno a uno.**

Este fenómeno de **revelación progresiva** tiene un doble valor: es **diagnóstico y terapéutico**. La primera grapa **activa la cartografía del dolor latente**, permitiendo abordar con precisión la vía afectada.

La distancia entre grapas debe mantenerse entre 12 y 16 mm, tanto en sentido horizontal como vertical.

SECUENCIA DE IMPLANTACIÓN

Comenzamos en el punto más álgido, a veces solo hay uno, pero una vez implantado, saldrán los demás. Es imperdonable realizar esta técnica a nadie que no tenga el EVA necesario. No valorará la técnica, y el reseteo no se producirá. Será una pérdida de tiempo, de confianza y un ridículo asegurado en todos los casos. Yo recomiendo volver cuando el dolor sea severo. Es el momento ideal para el reseteo. Por dos motivos:

- El reseteo será más intenso, mejor ocupación de vía.
- El paciente constata un cambio radical, a nivel anímico ha visto que su cuerpo cambió radicalmente.

Preparación del campo

Advertir que dolerá, pero que es la esencia de la técnica. Sin ese dolor controlado no hay curación. Hay que tener a la vista el pliegue glúteo; este nos dirá sobre S2.

La zona a tratar debe estar limpia, preparada, como si fuésemos a realizar una intervención quirúrgica. Bien lavada, agua y jabón, rasurada previamente si fuese necesario.

Luego pintada con Clorhexidina al 2 %, preferiblemente en solución alcohólica.

Usar guantes estériles, aunque su uso puede dificultar la obtención de los puntos.

Grapadoras de un solo uso, tener a mano un quitagrapas por si alguna no queda suficientemente bien prendida. Recordad, no usar anestésicos de ningún tipo, ni cremas ni spray. Estaríais obteniendo un mal resultado, eliminando un reseteo de calidad y fuerza.

El dolor suele ser intenso, cede en unos minutos hasta prácticamente desaparecer en unos 15 min.

Podríamos decir: **«El dolor provocado es breve, necesario y funcional. No es un castigo, sino el portal hacia el cambio»**.

Dependiendo del tiempo anterior y de condiciones individuales, las grapas pueden ponerse tensionadas, aumenta el volumen de la zona implantada, (zona entre las dos patas de la grapa), pero todo, se normaliza en varios minutos.

Sensaciones y conducta inmediata del paciente

Valoración segmentaria (tras 10 minutos).
Se realiza la siguiente comprobación clínica:
¿Siente dolor activo ahora en la pierna, muslo, rodilla o pie?

Si la respuesta es negativa, el reseteo ha sido eficaz. Se ha producido una neuromodulación completa. Se cita al paciente para revisión en dos semanas.

Si la respuesta es afirmativa, se le pide que localice exactamente el punto doloroso.

El operador debe interpretar la metámera correspondiente y colocar una grapa o grapas adicional en su reflejo glúteo.

Una o dos grapas nuevas, bien dirigidas, suelen resolver completamente el dolor residual.

Este paso es **fundamental**: cuando el paciente indica el punto en la extremidad, el operador debe **traducirlo correctamente** al territorio metamérico y actuar con precisión.

En la región glútea, en esta fase, solo duele el punto correspondiente al segmento afectado, lo que facilita enormemente la localización clínica.

Evaluación crítica del resultado

Una vez colocadas todas las grapas necesarias, **no deben aparecer nuevos dolores** ni persistir el dolor original pasados 10-15 minutos.

Si aparecen molestias nuevas o el dolor inicial persiste, hay que sospechar un error en los criterios de selección:

- El dolor no era de origen neuropático.
- Persistía una causa activa no tratada.
- No se cumplía el criterio de cronicidad (mínimo 45 días de evolución).

En estos casos, se deben **retirar las grapas de inmediato.** Mantenerlas solo agrava la situación, generando **dolor iatro-**

génico sin beneficio, y crea una ilusión terapéutica sin base real.

Criterios de fracaso inmediato

Si, tras un segundo intento de neutralización, el paciente **persiste con el mismo dolor primitivo y no hay mejoría clínica ni subjetiva, debemos asumir que no se trata de un dolor neuropático modulable,** sino de un dolor activo con causa no resuelta.

En estos casos, las grapas deben retirarse.

Mantenerlas sin respuesta clínica solo agrava el cuadro, añade un dolor iatrogénico y perpetúa una ilusión terapéutica sin base.

La decisión debe comunicarse con claridad y responsabilidad.

En su caso, el tratamiento con grapas metaméricas no ha resultado eficaz. Es necesario considerar otras opciones terapéuticas.

Este tipo de fallo es **poco frecuente (2-5 %),** pero su identificación precoz evita intervenciones innecesarias y permite redirigir el abordaje terapéutico con coherencia.

Cuidados tras la implantación

Después de colocadas, prescribo un antibiótico tipo azitromicina 500 mg (durante tres días, una toma diaria) y sulfato de cobre solución al 2 x 1000.

Indico que debe ducharse cada día, una o dos veces, puede aplicar el gel de ducha a las grapas y posteriormente secarlas.

Una vez secas, debe aplicar el spray de sulfato de cobre y no secar, para que impregne bien. (El sulfato de cobre es antiséptico, antimicótico, astringente, cicatrizante, epitelizante, antiinflamatorio y desodorizante leve.).

Da muy buen resultado utilizar un pañal de gasa, de los usados hace cuarenta años para nuestros bebés. De lavar y secar al sol, para que, puesto sobre las grapas, bajo la ropa interior; consiga un microclima de higiene y confort para la grapa.

Evolución esperada tras la implantación

Primeros tres días (primera fase)

El primer día. Desaparición del dolor, mejor movilidad, aumento de la capacidad física, asombro. Después del primer día, tras la colocación de las grapas metaméricas, algunos pacientes pueden experimentar una sensación generalizada de cansancio, malestar o incluso síntomas parecidos a los de una resaca muscular (incluidos vómitos y diarrea; no es frecuente, pero posible).

Esta reacción no debe interpretarse como una complicación, sino como el reflejo de una intensa reorganización fisiológica local y sistémica.

Cuando se resuelve una contractura muscular crónica, se restaura el flujo sanguíneo en áreas que llevaban tiempo con hipoperfusión, baja oxigenación y acumulación de productos metabólicos. Al relajarse el músculo y normalizarse el entorno tisular, estos residuos son liberados hacia la circulación general para su eliminación.

Entre las sustancias movilizadas se encuentran:

- Ácido láctico: producto del metabolismo anaeróbico, responsable de la rigidez y la fatiga muscular.
- Iones hidrógeno (H): asociados a la acidosis local, generan dolor y fatiga.
- Creatinina y compuestos nitrogenados: derivados del metabolismo muscular, sin limpiar.
- Prostaglandinas inflamatorias: pueden generar sensación de cuerpo dolorido.
- Bradiquinina y sustancia P: moléculas algogenas que disminuyen con la normalización del flujo.
- Citoquinas de bajo grado (IL-6, TNF-α): presentes en entornos inflamatorios crónicos.
- Mioglobina (en casos extremos): su liberación no suele ser significativa, pero participa en el proceso.
- Iones potasio y sodio: su redistribución puede alterar brevemente el equilibrio corporal.

Para facilitar esta fase y minimizar el malestar, se recomienda aumentar la ingesta hídrica, en al menos un litro adicional por día durante la primera semana. Esto favorece la eliminación de residuos por vía renal y linfática, y reduce la sensación de agotamiento.

Es útil advertir al paciente que esta sensación es parte natural del proceso de liberación tisular. El cuerpo interpreta este cambio como si hubiera realizado un esfuerzo físico prolongado, aunque lo que en realidad ha hecho es iniciar una limpieza profunda de tejidos y circuitos previamente bloqueados.

Siempre aconsejo caminar en llano; dependiendo del paciente de 1 a 3 km.

Días 3-14. Segunda fase: Redescubrimiento funcional

Transcurridas entre 48 y 72 horas desde la implantación de las grapas metaméricas, se inicia una nueva etapa en el proceso de recuperación: **el redescubrimiento funcional.**

Cuando la contractura muscular se disipa, el tono se normaliza y el dolor se retira, el cuerpo se enfrenta a una transición profunda. La movilidad articular mejora de forma notable. Los músculos, antes rígidos y contraídos de manera constante, recuperan elasticidad y descanso. Esta liberación abre la puerta al movimiento, pero plantea también un nuevo desafío: **volver a moverse tras un largo tiempo de inactividad o uso limitado.**

La musculatura, aunque liberada, **se encuentra desentrenada**. Carece de tono funcional y de coordinación. Las nuevas demandas motoras, ahora posibles, pueden sobrepasar su capacidad adaptativa. Por ello, durante los primeros 7 a 10 días, el paciente se encuentra especialmente vulnerable a ciertos eventos musculoesqueléticos:

- Tirones o contracturas musculares.
- Calambres intensos.
- Pequeños esguinces articulares.
- Roturas fibrilares parciales.
- Episodios agudos de lumbalgia.

Durante estos días, el estado físico puede comportarse como un **auténtico carrusel**: hay jornadas de franca mejoría, seguidas de otras con molestias inesperadas, fruto del sobreuso o de la torpe reactivación muscular.

Esta inestabilidad **es pasajera.** Hacia el décimo día, el sistema neuromuscular empieza a reintegrarse: el equilibrio se restablece y el movimiento, que antes era torpe o inseguro, se vuelve funcional y fluido. A partir de entonces, el proceso tiende a estabilizarse en una evolución positiva sostenida.

Durante esta fase es **fundamental una reeducación progresiva del movimiento.** Se recomienda caminar sobre terreno llano, evitando cuestas y superficies irregulares. El movimiento suave, constante y sin impacto:

- Favorece la reorganización neuromuscular.
- Mejora el drenaje metabólico.
- Fortalece las fibras debilitadas.
- Y sienta las bases de una recuperación completa y duradera.

Seguimiento a los 14 días

Realizo habitualmente una revisión a los catorce días tras la implantación de las grapas metaméricas. Este intervalo permite valorar con precisión si el efecto inicial se ha asentado y cómo ha evolucionado la respuesta clínica. En esta evaluación suelen presentarse dos situaciones diferenciadas:

- **Evolución favorable** (aproximadamente en el 30 % de los casos): el paciente ha superado los síntomas y ya no presenta dolor. Aunque el alivio es completo o casi completo, **se indica mantener las grapas,** ya que el efecto terapéutico óptimo suele consolidarse al cabo de cuatro semanas desde esta segunda visita.

- **Evolución parcial o decepcionante** (en torno al 70 %): el paciente refiere que, tras una mejoría inicial significativa, el dolor se ha reproducido. Esta recaída genera frustración, pero responde a un fenómeno conocido.

Durante las dos primeras semanas, los puntos más intensamente hiperálgicos se han resuelto; sin embargo, esto **ha permitido aflorar otros puntos dolorosos de menor intensidad**, previamente enmascarados por los de mayor carga nociceptiva.

Es esencial explicar este mecanismo al paciente, para que entienda que no se trata de una recaída, sino de una fase natural del proceso de reorganización sensitiva.

En estos casos, se procede a **implantar nuevas grapas sobre los puntos hiperálgicos residuales,** habitualmente localizados en la región glútea. El efecto terapéutico suele ser inmediato.

Si la mejoría se mantiene pasados los primeros diez minutos, es altamente probable que la respuesta clínica sea sostenida en el tiempo.

En cambio, si no hay mejoría significativa, o si esta no se mantiene, debemos asumir un **éxito parcial**, aunque el alivio no ha sido completo, la ganancia funcional y sintomática obtenida suele persistir.

Evidentemente, si no se ha producido ninguna mejoría, ni siquiera tras la reimplantación dirigida, debe considerarse la retirada de la grapa.

Mecanismo final: Toma de la vía y modulación

El fundamento del tratamiento con **grapas metaméricas** se basa en un principio neurofisiológico sencillo, pero de gran potencia terapéutica: **la vía del dolor no se suprime; se ocupa.**

La grapa se implanta en el punto de mayor intensidad dolorosa y, si es necesario, también en metámeras adyacentes. Si el dolor basal del paciente es de intensidad 10 (en una escala subjetiva), el estímulo inducido por la grapa puede alcanzar niveles momentáneos de 11, 12 o incluso 14.

Este dolor más intenso, pero localizado, breve y controlado, **ocupa la vía nerviosa previamente sensibilizada**, generando un fenómeno de interferencia funcional.

El sistema nervioso, al recibir esta nueva señal —más intensa pero coherente—, bloquea, desplaza o reorganiza la conducción previa, produciendo una **modulación eficaz del dolor crónico.**

Este mecanismo no requiere anestesia ni fármacos. Se apoya exclusivamente en la plasticidad del sistema nervioso, en su capacidad para reorganizar las respuestas sensoriales ante un estímulo controlado.

Se trata de un acto clínico preciso y profundo, que convierte el dolor en una oportunidad terapéutica.

Fin del tratamiento y retirada

Tras la segunda visita, programo una nueva revisión a las cuatro semanas.

Cumplido este plazo, procedo a la retirada de las grapas. En ese momento, el paciente debería encontrarse en buenas condiciones funcionales y asintomático, habiendo completado el ciclo terapéutico previsto.

Durante esta fase final, no impongo restricciones de actividad: el objetivo es comprobar que el organismo ha recuperado su funcionalidad de forma autónoma, sin necesidad de medidas protectoras adicionales.

CRITERIOS DE ÉXITO CLÍNICO

Consideramos que el tratamiento con grapas metaméricas ha sido clínicamente exitoso cuando se cumplen, al menos, los siguientes parámetros:

Desaparición o reducción significativa del dolor primitivo (habitualmente superior al 70 % en la escala EVA), mantenida más allá de las primeras 72 horas y consolidada tras la segunda revisión.

Mejora funcional objetiva, expresada como:

- ✓ Aumento del rango de movilidad.
- ✓ Disminución de la rigidez o la contractura muscular.
- ✓ Recuperación del ritmo y la fluidez del movimiento.
- ✓ Reincorporación a actividades habituales previamente limitadas.

Estabilización del estado general: El paciente refiere sentirse mejor, más libre, menos condicionado por el dolor. La mejoría no es solo analgésica, sino global; se acompaña de descanso, bienestar y confianza en la recuperación.

Ausencia de recaídas relevantes durante el seguimiento a las cuatro semanas, sin necesidad de reintervención ni ajustes terapéuticos adicionales.

En estos casos, las grapas se retiran con seguridad, sabiendo que el sistema ha sido reequilibrado y la vía del dolor ha sido desactivada o modulada eficazmente.

Este tipo de respuesta se observa en la gran mayoría de los pacientes tratados, y constituye la base empírica de la validez clínica del método.

Complicaciones

Irritación cutánea superficial

Que puede responder a cremas de corticoides y antibiótico (Celestoderm Gentamicina crema), utilizadas con ligera capa dos veces al día, un día.

Picor

A veces muy molesto, suelo mandar infusión de manzanilla concentrada, refrigerada y aplicada en paños de gasa fríos.

Alergia al acero quirúrgico

Extremadamente rara, he tenido 2 casos en 4000 pacientes, pero que obliga a retirar la grapa inmediatamente, se manifiesta por un dolor quemante en ascenso y habón perigrapa.

Intolerancia psíquica a la grapa metamérica

En un número reducido de casos, 3 %, algunos pacientes manifiestan una **reacción psíquica aguda e incontrolable** tras la colocación de las grapas metaméricas. Esta reacción, que aparece generalmente en las primeras horas o días del tratamiento, **no se basa en el dolor físico**, ni en infecciones, ni en complicaciones técnicas. Se trata de un fenómeno **psicológico puro, inesperado, visceral**, que puede manifestarse con angustia, rechazo corporal, ansiedad intensa o incluso pánico.

El paciente, que había aceptado el procedimiento de forma voluntaria y razonada, de pronto **experimenta una necesidad imperiosa de retirar la grapa,** como si se tratara de un cuerpo extraño intolerable, aunque objetivamente no haya signos de intolerancia física ni dolor agudo.

No hay espacio para el diálogo clínico, ni para la pedagogía. **Intentar razonar es inútil.** La urgencia emocional que se instala es absoluta. El paciente **no quiere aliviar el dolor,** quiere **quitarse «eso»** como sea, ahora.

En estos casos, la retirada inmediata de la grapa suele ser la única salida sensata. No por fracaso del tratamiento, sino por respeto a un umbral personal que ha sido violentado desde lo más profundo del sistema nervioso central y emocional.

Infección franca

<2 %. Obliga a retirada inmediata de las grapas y a instaurar tratamiento antibiótico, en este caso más potente que el preventivo (amoxicilina+clavulanico). Está en relación con una mala higiene o incumplimiento de las normas.

Desprendimiento parcial de grapa

Poco frecuente, debe pasar para retirarla y colocar otra en su lugar, ya que si no permanece el tiempo adecuado la neuromodulación resultante es más débil. Debemos evitar el efecto ventana.

Cicatrices

Es una norma, depende del tipo de piel, siendo más afectados aquellas personas que tienden a desarrollar queloides durante su cicatrización.

Habitualmente, para seis semanas de grapas, tratamiento estándar, podemos esperar unas marcas que perdurarán unos diez meses. Luego pasarán a mostrarse como pequeños puntos nacarados, del tamaño cabeza de alfiler, que en un poco más de tiempo pasarán desapercibidos.

Es imperativo prohibir la exposición directa al sol del área anatómica que haya soportado las grapas durante dos meses, para evitar hiperpigmentaciones.

Suelo mandar aceite de rosa mosqueta en forma de gel, dos veces al día con ligero masaje, durante dos meses.

ANEXO I

Implantación de las grapas metaméricas

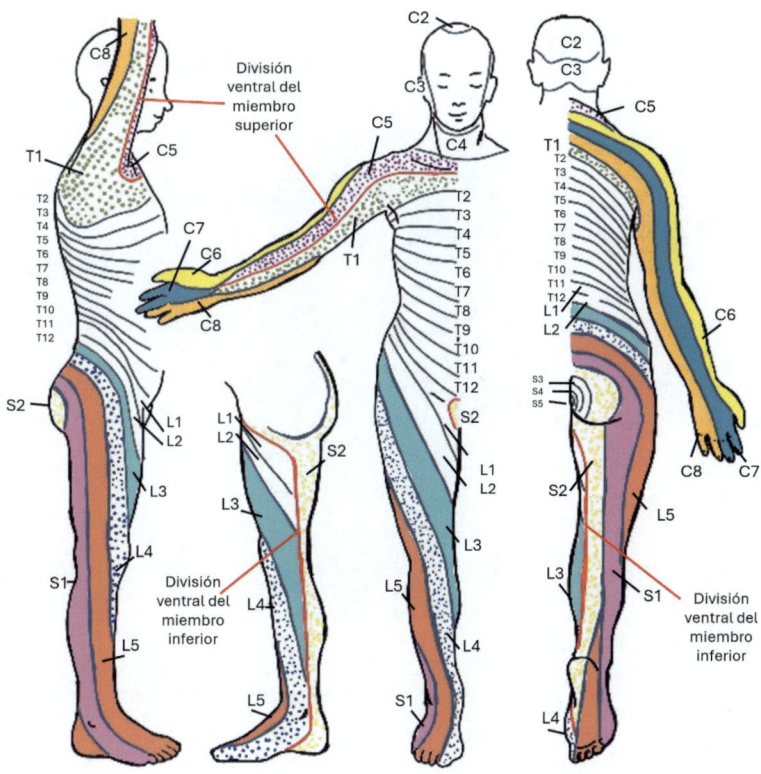

Figura 1. Metámeras según Keegan y Garret.

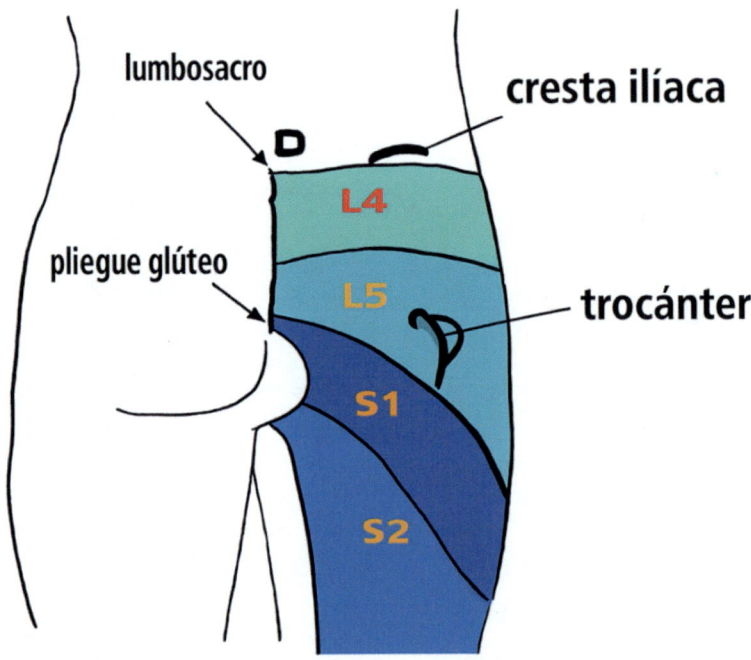

Figura 2. Los reparos anatómicos fundamentales son:
lumbosacro, cresta ilíaca, pliegue glúteo, trocánter.

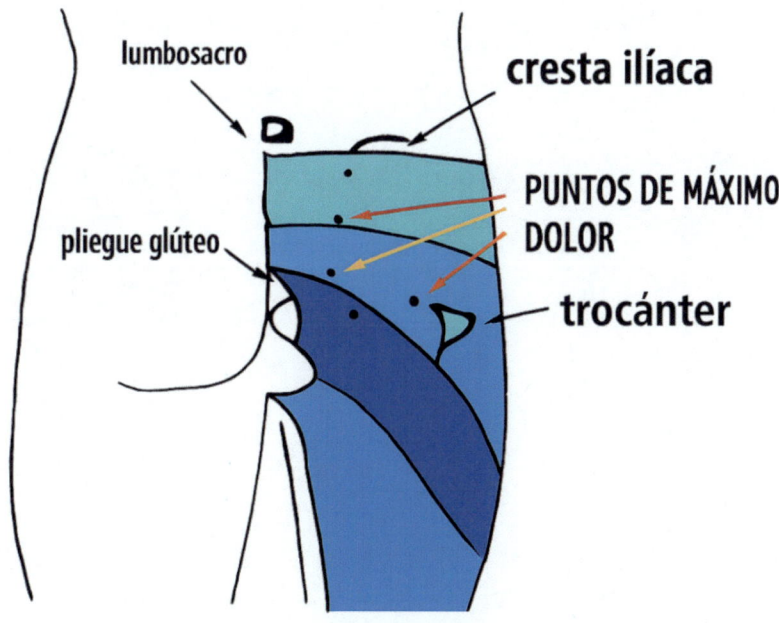

*Figura 3. Los puntos hiperálgicos suelen estar situados
de 1,5 a 2 cm de la articulación sacroilíaca, externamente.*

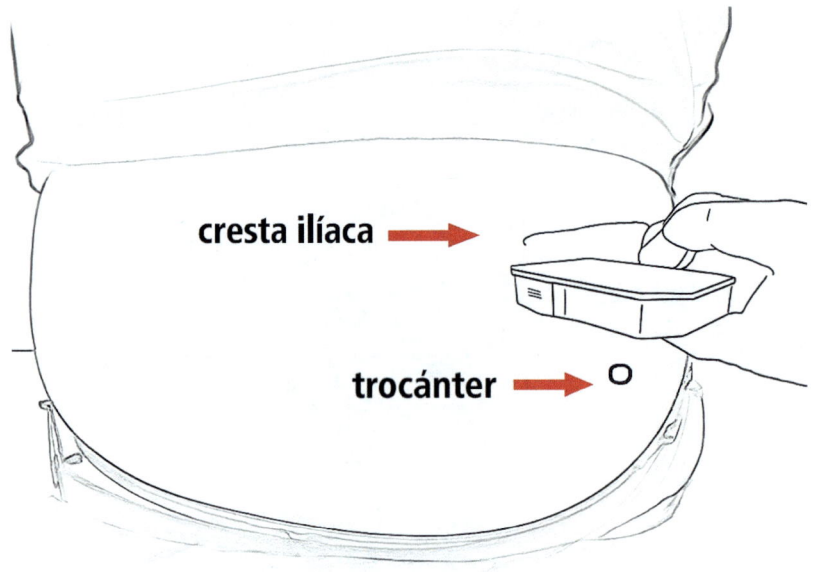

Figura 4. Una vez conseguido el punto más doloroso, los demás puntos emergerán espontáneamente y deben ser implantados.

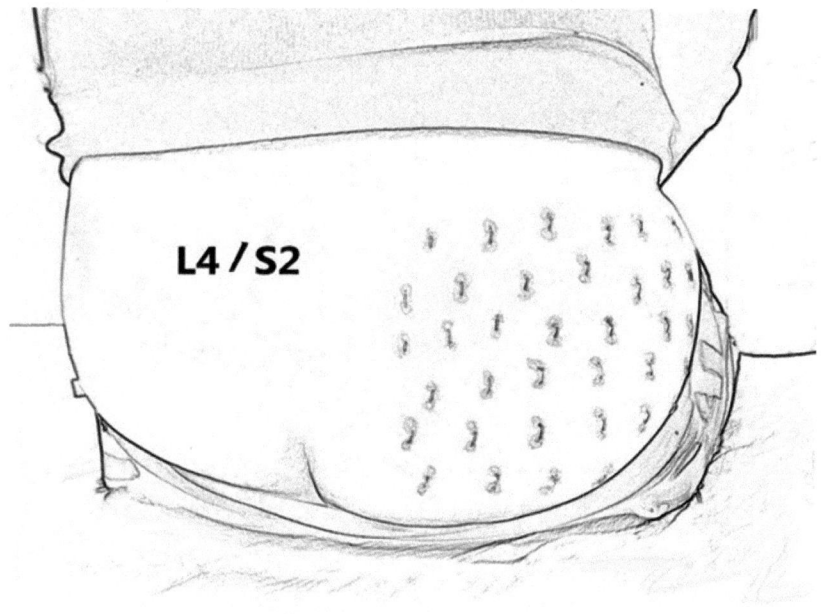

Figura 5. Típica implantación para L4-S2.
Afecta a glúteos, rodilla y muslo proximal lateral y posterior.

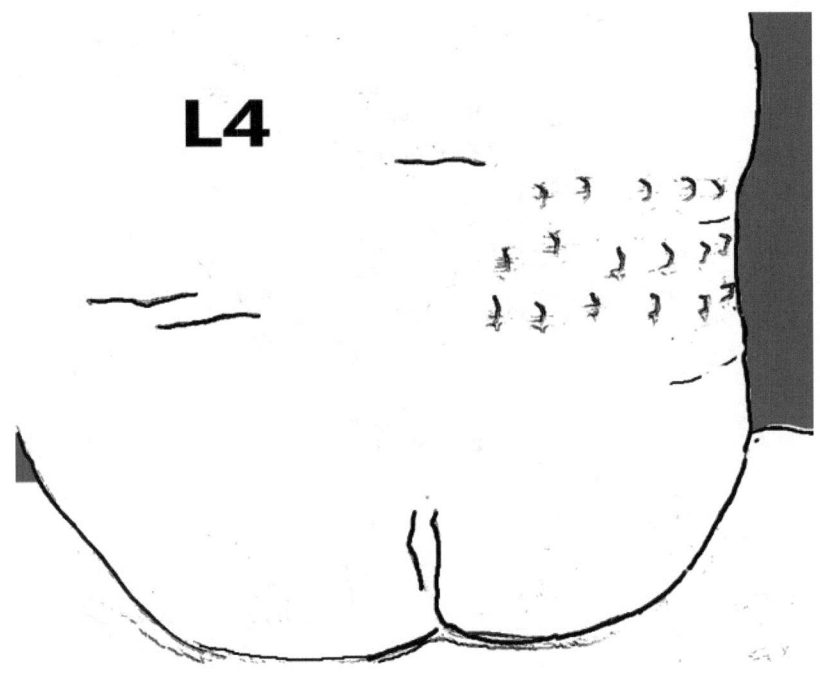

Figura 6. Distribución para L4 (afectación de la rodilla, dedo gordo del pie).

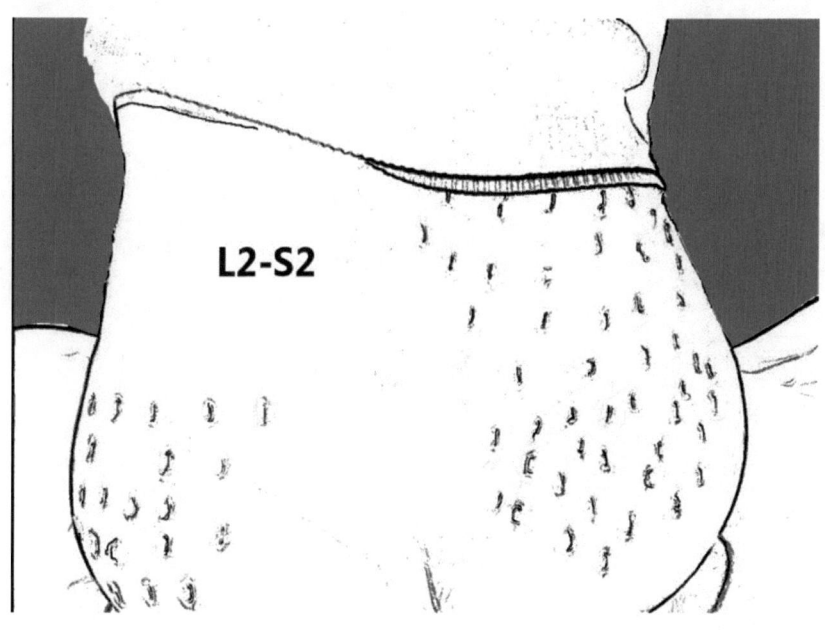

Figura 7. Implantación amplia para tratar trocanteritis, gonalgia, dolor en tobillo, rigidez y clonus de extremidad inferior (en este caso, todo al mismo tiempo).

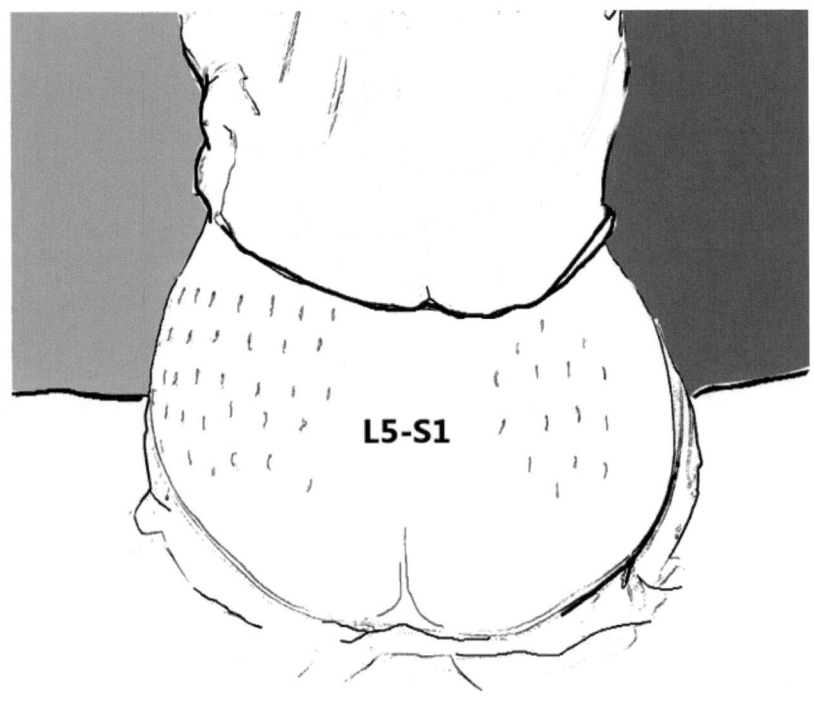

Figura 8. Esta distribución es la más común; sin embargo,
a pesar del efecto contralateral, este se ha revelado insuficiente
y se ha necesitado una distribución bilateral.

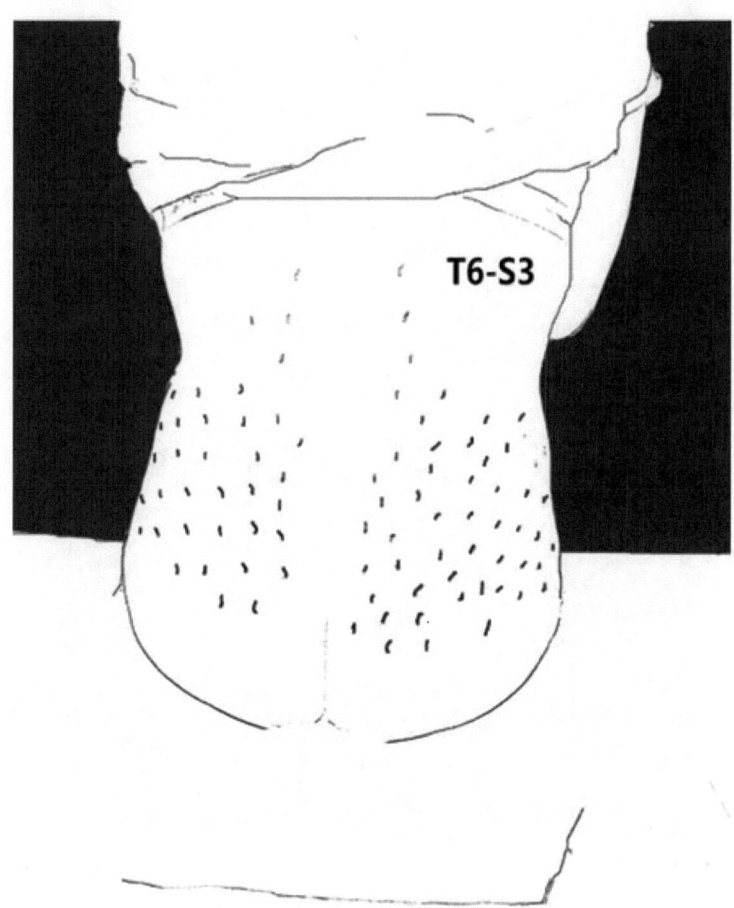

Figura 9. Distribución amplia por discopatias múltiples T6-S3.

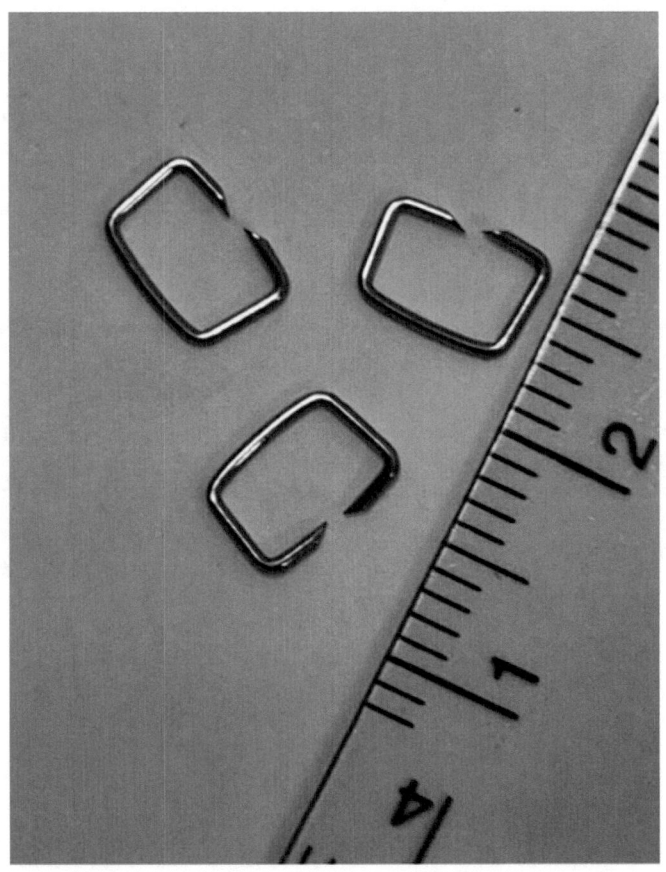

Figura 10. La anchura de las grapas oscila entre 4 y 8 mm, dependiendo de los modelos, siendo las patas de una longitud de entre 3 y 4 mm, con un grosor de entre 1 y 0,6 mm.

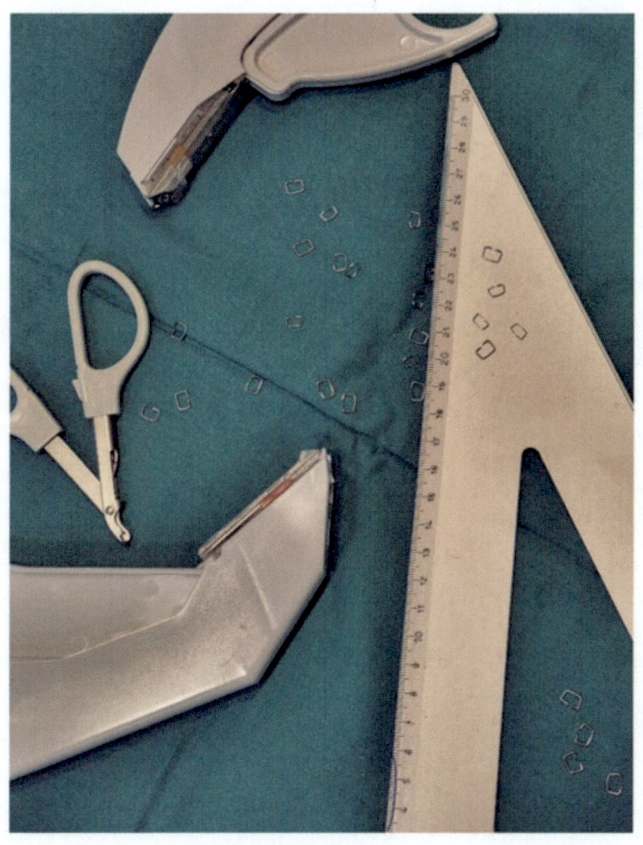

*Figura 11. Las grapadoras llevan 35 grapas cada una.
Son grapadoras estériles, de un solo uso.*

ANEXO II
Casos clínicos

Gonalgia persistente: Cuando la rodilla no es la culpable

Edad: 40 años.

Profesión: Taxista.

Motivo de consulta: No fue el dolor, ni siquiera la propuesta quirúrgica. Lo que trajo a este paciente fue una exigencia no médica: su vecina, tajante, le dijo que, si no acudía a consulta conmigo, no le volvería a hablar. Había que hacerle caso.

Historia clínica: Llevaba más de diez años con dolor en la rodilla derecha. Lo había intentado todo: dos artroscopias sin resultado y un diagnóstico radiológico de gonartrosis leve-moderada que, sin embargo, no parecía justificar la intensidad de su dolor. Su cirujano le había propuesto ya una prótesis total de rodilla (PTR) como solución definitiva.

Síntomas actuales

- Dolor constante, agravado por la noche y los cambios de postura.
- Dificultad para conducir, especialmente trayectos largos.
- Pérdida progresiva de funcionalidad.

Exploración clínica

- Fuerza y ROT: Normales.
- Movilidad de la rodilla: Conservada, aunque con dolor.
- Isquiotibiales: Sin acortamientos.
- Exploración metamérica: Dolor intenso al explorar las

raíces L4 y L5. Al pellizcar la piel del borde superoexterno de la rótula, aparece una respuesta dolorosa intensa: signo inequívoco de afectación radicular.

Diagnóstico funcional: Síndrome doloroso metamérico con afectación de L4 y L5. El dolor no nace en la rodilla, se le impone desde la raíz.

Tratamiento: Implantación de grapas metamérica en L4 y L5, localizadas en los puntos de mayor sensibilidad cutánea lumbar detectados en la exploración.

Evolución clínica

- Inmediata: Desaparición completa del dolor tras la implantación.
- A las 24 horas: Recupera movimientos que no podía hacer desde hacía años.
- A los 60 días: Sin dolor, cancela la intervención de prótesis total.
- A largo plazo: Retrasa la cirugía durante 22 años, sin necesidad de más tratamientos y con funcionalidad conservada.

Reflexiones clínicas

- El dolor de rodilla no siempre tiene origen articular.
- La exploración metamérica revela frecuentemente un componente neuropático oculto.

- La implantación precisa de grapas metamérica puede evitar cirugías innecesarias.

Este caso es una invitación a mirar más allá de la articulación. Cuando el foco está en la rodilla, a veces conviene escuchar lo que sus raíces están gritando en silencio.

Radiculopatía L4 tras una prótesis de rodilla: Cuando todo parece estar bien, pero no lo está

Edad y género: Mujer, 71 años.

Estado físico: Buena constitución, sin sobrepeso.

Diagnóstico de base: Gonartrosis bilateral con pinzamiento medial femorotibial, más acusado en la rodilla derecha.

Tratamientos previos: Durante cuatro años, las infiltraciones periódicas con ácido hialurónico y corticoides le permitieron mantener una buena calidad de vida, con dolor mínimo y funcionalidad conservada.

Indicación quirúrgica y evolución inesperada: A pesar del control aceptable del dolor, se le indicó una prótesis total de rodilla (PTR) como estrategia preventiva para evitar una progresión discapacitante, dado su perfil clínico y edad.

Postoperatorio técnico

- Cirugía sin complicaciones.
- Radiología: Prótesis bien posicionada, sin signos de aflojamiento ni mala alineación.

Pero algo no encaja...

Cinco meses después de la intervención, la paciente no puede caminar sin muletas.

El dolor persiste —especialmente nocturno— y el apoyo sigue siendo limitante.

Mientras tanto, pacientes operadas al mismo tiempo ya han recuperado su autonomía y abandonado la rehabilitación sin molestias.

El contraste con otras evoluciones exitosas genera en ella un profundo desánimo y frustración.

Exploración clínica y hallazgos decisivos: Se descartan causas mecánicas protésicas. Pero aparece un hallazgo relevante: dolor muy localizado en el territorio metamérico de L4, tanto en la región lumbar como en la cara anterior del muslo y la zona externa de la rodilla.

Este dolor, probablemente enmascarado en el postoperatorio inmediato, no fue tenido en cuenta inicialmente. Todo apuntaba a una radiculopatía L4, ahora descompensada.

Tratamiento con grapas metamérica: Se decide intervenir con grapas metamérica a nivel de L4, en los puntos de máxima sensibilidad cutánea.

Resultados inmediatos

- El dolor desaparece por completo al poco tiempo de colocar las grapas.
- La paciente camina sin muletas, apoya sin molestias y duerme sin interrupciones.
- A las 6 semanas, se retiran las grapas: La funcionalidad es completa y la prótesis, plenamente integrada.

Reflexión clínica: Este caso plantea preguntas inevitables. ¿Fue la radiculopatía previa, silenciada por la anestesia o por el foco quirúrgico inmediato? ¿Pudo haber una exacerbación radicular inadvertida en el manejo posoperatorio? Lo cierto es que el dolor no era articular ni protésico, era neurológico.

Conclusión y lección clave: El dolor posoperatorio tras una PTR no siempre es mecánico. Una radiculopatía puede pasar desapercibida y alterar completamente el curso de la recuperación.

En este caso, la exploración metamérica guiada y el tratamiento con grapas resolvieron el problema sin necesidad de nuevos procedimientos invasivos.

—Una prótesis bien colocada puede seguir doliendo si la raíz que la gobierna está irritada.

—Por eso, nunca se debe dejar de escuchar lo que dicen las raíces.

Dolor persistente tras prótesis de rodilla: El caso de una paciente venezolana

Edad y procedencia: Mujer de 75 años, natural de Caracas, Venezuela, residente en España.

Constitución física: Buena relación estatuponderal.

Antecedente quirúrgico: Prótesis total de rodilla (PTR) colocada en Caracas hace 4 años, por artrosis severa.

El problema: El dolor no se fue con la prótesis.

Desde la intervención, la paciente no ha dejado de sentir el mismo dolor que tenía antes de operarse.

Necesita bastón para caminar, duerme mal y la sensación es que la cirugía nunca resolvió el problema.

Primera evaluación en Venezuela

- Radiografías sin alteraciones visibles en la prótesis, buena colocación.
- Se realizaron múltiples infiltraciones en la zona de la pata de ganso, sin éxito.
- El traumatólogo, sin más opciones, sugiere un recambio protésico.

Segunda evaluación en España

- Estudio completo por la Seguridad Social.
- La prótesis está bien colocada, sin signos de aflojamiento ni infección.

- Gammagrafía normal.
- Diagnóstico final: «Todo está bien».
- Propuesta: Nuevo recambio protésico.

Tercera evaluación: Consulta del autor. La paciente acude por su cuenta, buscando una segunda opinión.

Exploración funcional

- Mínima rigidez articular.
- Movilidad casi completa, con ligera limitación en flexión-extensión final.
- Dolor nocturno e inestabilidad marcada al caminar.

Hallazgo decisivo: Durante la exploración metamérica se detecta una radiculopatía L4 muy sintomática, ignorada en evaluaciones previas. El dolor no era articular ni protésico, era neurológico.

Intervención y resultado: Se propone a la paciente una terapia metamérica como alternativa al recambio protésico. Se colocan grapas en la zona correspondiente a L4.

Resultado inmediato

- En minutos, la paciente moviliza la rodilla sin dolor.
- Recupera la marcha con firmeza.
- Se gira y sonríe: «¡Soy otra persona!».

Seguimiento a seis semanas

- Marcha estable, sin bastón.
- Sin dolor ni rigidez.
- Prótesis funcional.
- La paciente continúa recordando con gratitud el cambio radical.

Reflexión clínica: Este caso plantea una lección esencial; no todo dolor persistente tras una prótesis de rodilla indica fallo protésico.

La causa puede estar en la raíz nerviosa, no en la articulación.

Una radiculopatía L4 no diagnosticada mantenía la disfunción, generando un sufrimiento innecesario.

Conclusión

La exploración metamérica permitió detectar el verdadero origen del dolor.

La terapia con grapas metamérica resolvió el problema en minutos, evitando una cirugía mayor, larga rehabilitación y nuevos riesgos quirúrgicos.

Este caso confirma el valor de mirar más allá del foco articular y escuchar lo que el sistema nervioso tiene que decir.

En pacientes con dolor persistente tras una PTR, descartar una radiculopatía es un deber clínico antes de sugerir un recambio.

L5-Conducción dolorosa. Un talón que dolía al caminar... y al conducir

Paciente: Varón de 83 años.

Condición general: Obeso, hipertenso, pero con buena movilidad funcional.

Motivo de consulta: Dolor persistente en el talón del pie izquierdo, que se agravaba al caminar y al pisar el embrague al conducir.

El dolor, aunque aparentemente banal, llevaba más de dos años limitando su calidad de vida.

Tratamientos previos infructuosos.

Durante este tiempo, fue evaluado por:

- Traumatólogo.
- Médico de familia.
- Podólogo.

Recibió múltiples tratamientos:

- Infiltraciones locales.
- Ondas de choque.
- Plantillas ortopédicas.

Ninguno logró aliviar el dolor.
Exploración dirigida.

La exploración metamérica reveló **una intensa sensibilidad dolorosa en el territorio de L5**, especialmente al pellizcar:

- El talón.
- La pantorrilla.
- El trocánter mayor.
- La emergencia glútea izquierda.

Este patrón de dolor no era plantar, ni articular, ni fascial: era radicular.

Tratamiento: Se implantaron grapas metaméricas en la región lumbar correspondiente a L5, localizadas con precisión en los puntos más sensibles.

Evolución

Resultado inmediato: El dolor desaparece por completo tras la colocación de las grapas.

A las tres semanas: Sin recurrencia. Se retiran las grapas y se da el alta definitiva.

Comentario clínico: Este caso es un ejemplo claro de **dolor radicular enmascarado** como una patología podológica. Durante dos años, fue tratado como si el problema estuviera en el pie.

Sin embargo, el verdadero origen era L5.

La **respuesta inmediata y sostenida al tratamiento con grapas metamérica** confirma la naturaleza neuropática del dolor.

Lección: No todo dolor en el talón es fascitis ni espolón. Cuando el tratamiento local falla, la raíz puede estar lejos del síntoma.

Hablaba desde el talón. Y fue escuchada.

EL GOL QUE NO FUE: LA HISTORIA DE UN FUTBOLISTA Y UN PIE TRAIDOR

A los 15 años, este joven lo tenía todo: talento, físico, disciplina y proyección para convertirse en una figura del fútbol tinerfeño. Jugaba en el primer equipo insular juvenil, con visos de profesionalismo.

Hasta que una tarde, en un lance común del juego, sintió un dolor agudo en el lateral del pie.

Diagnóstico del médico del club:

Fractura de base del 5.º metatarsiano del pie derecho.

Una lesión típica en futbolistas.

Primer tiempo: **la fractura.**

Tratamiento inicial:

Yeso con bota de marcha y apoyo inmediato.

Tras dos meses:

Se retira el yeso.

Pero el dolor persiste.

Fisioterapia. Ondas. Más fisioterapia.

Nada cambia.

Se sospecha pseudoartrosis o consolidación defectuosa.

Segundo yeso.

Pero al retirarlo, el dolor sigue como al principio.

Segundo tiempo: **Confusión y parálisis deportiva.**

Meses sin entrenar.

Más de un año sin competir.

Radiografías y gammagrafías normales.

Los médicos se quedan sin explicaciones.

El joven se apaga.
Y el sueño del fútbol comienza a desvanecerse.

Minuto 90: **La consulta decisiva.**
18 meses después, el padre, agotado, lo trae a mi consulta.
Exploración del pie:

- Marcha correcta.
- Movilidad y fuerza conservadas.
- Huella plantar sin alteraciones.

Dolor persistente, sí… pero sin causa evidente.
Voy más allá: Exploración neurológica.
ROT aquíleo: Normal,
Fuerza de tríceps sural: Normal.
Pero… al explorar la metámera S1:

- Dolor intenso al pellizco en lateral-talón, pantorrilla, glúteo.

Diagnóstico combinado

➤ **Fractura** antigua consolidada
➤ Dolor persistente de **origen neuropático**
➤ Radiculopatía S1 mantenida desde el inicio, pero **no diagnosticada**

Minuto 92: **El penalti decisivo**

Le explico al padre:

—La fractura ya está curada. Pero su hijo sigue teniendo dolor porque hay una **afectación de la raíz S1.** Si lo permite, puedo tratarlo ahora mismo.

Implanto las grapas metaméricas en S1.

El joven se queja un segundo… y luego se pone de pie. Salta. Camina. Rota el pie.

- Dolor: Desaparecido.
- Restricción: Ninguna.

Cuatro semanas después, retiradas grapas.

- Dolor: Ausente.
- Función: Completa.
- Entrena sin dolor.
- Pero toma una decisión personal: deja el fútbol y se marcha a estudiar a Madrid.

¿Un final triste? Para nada.

No todos los partidos se ganan en el campo.
A veces, el mayor triunfo es recuperar el cuerpo.

Lección clínica: Fractura y radiculopatía pueden coexistir.

El dolor persistente tras consolidación ósea puede ser **neuropático.**

Si no se explora la raíz, **el pie seguirá doliendo, aunque esté sano.**

DOLOR UROGENITAL PERSISTENTE: CUANDO EL PROBLEMA NO ESTÁ DONDE PARECE

Paciente: Varón, 30 años.

Inicio del cuadro: Cólico renal tratado en urgencias.

Evolución inesperada: Persistencia de dolor urogenital tras el episodio agudo.

El peregrinaje médico. Comienza una larga ruta de exploraciones:

- Uretra, uréteres, vejiga, riñón: Sin hallazgos
- Tratamiento antibiótico de prueba: Sin respuesta
- El dolor escrotal se vuelve constante, impredecible
- Alodinia intensa: El roce se vuelve tortura
- La vida íntima se deteriora
- Dos años sin diagnóstico ni solución

Una frase que lo cambia todo: Una uróloga, honesta y sensata, interrumpe el ciclo.

—Aquí está perdiendo el tiempo. No es un problema urológico. Busque otra solución.

No fue un portazo. Fue **la clave.**

Evaluación metamérica: La pieza que faltaba. Exploro la región glútea, buscando dolor en las raíces que inervan el territorio urogenital.

S2 y S3, del mismo lado, responden con dolor intenso al estímulo cutáneo.

✓ El dolor no tenía origen testicular.
✓ Estaba en la raíz.

Tratamiento: Propongo la implantación de grapas metaméricas en las raíces S2 y S3.

Le explico: No garantizo el resultado, pero es un enfoque racional.

Después de dos años de sufrimiento, acepta sin dudar.

Resultado

- El dolor desaparece de inmediato.
- A las tres semanas, retiramos las grapas.
- Alivio total. Sin recaídas tras varios años.

Reflexión

No todo dolor urogenital es urológico.

El enfoque especializado puede cegar la comprensión global del paciente.

Cuando los tratamientos habituales fallan, hay que pensar **más allá del órgano.**

La exploración metamérica reveló la causa. Y la solución.

Diagnóstico erróneo y solución inesperada

Paciente: Mujer, 48 años, profesora.

Motivo de consulta: Derivada por supuesto esguince recidivante de aductores izquierdos.

Duración del cuadro: Más de 6 años.

Exploración reveladora

- Se descarta lesión muscular.
- Lo que describe como «esguince» es en realidad dolor severo en genitales externos izquierdos, con hiperalgesia intensa.

Exploración metamérica: Dolor muy marcado en S1 y S2 izquierdos.

Antecedentes infructuosos

- Fisioterapia.
- Infiltraciones.
- Tratamiento alternativo en Cuba durante dos meses.
- Ninguna mejoría en cinco años.

Tratamiento y resolución

- Implanto grapas metaméricas en S1 y S2.
- Desaparición inmediata del dolor.
- A las cinco semanas se retiran las grapas.

- Años después, sigue completamente asintomática.

Lección clínica: Cuando el **diagnóstico es erróneo, ningún tratamiento funciona.**

Y cuando la causa verdadera se identifica, la respuesta puede ser inmediata.

EL CARPINTERO Y EL TOBILLO REBELDE: CUANDO LA SOLUCIÓN NO ESTÁ DONDE CREES

Imagina a un carpintero de 41 años, un hombre de manos curtidas, precisión milimétrica y paciencia infinita para la madera… pero cero paciencia para el dolor. Desde hace años su tobillo izquierdo lo tortura, sobre todo cuando está de pie. Cada tabla que corta, cada mueble que ensambla, le cuesta un suplicio.

Hace tiempo, sufrió un esguince, pero ya nadie le presta atención a eso. Su traumatólogo, un hombre meticuloso, ha probado de todo durante un año: infiltraciones, rehabilitación, estudios radiológicos; ligera artrosis tibio-astragalina… y, finalmente, le suelta la sentencia definitiva:

—No queda otra que fijar la tibia al astrágalo. Es decir; una artrodesis tibio-astragalina. Fin del movimiento. Fin del dolor.

Segunda opinión: Cuando el problema está más arriba

El carpintero, con el terror de perder la movilidad de su tobillo para siempre, decide buscar otra opinión. Llega a consulta con su cojera, pisando como si caminara sobre clavos.

Exploración inicial

- Dolor en la tibiotarsiana.
- Dolor seno del tarso.
- Dolor zona retromaleolar.
- Huella plantar de pie contracturado.
- Cojera evidente para evitar un dolor todavía más fuerte.

Pero hay un detalle que lo cambia todo: No tiene reflejo aquíleo. Y al tocar el trayecto S1... el dolor es insoportable. L5 también parece estar algo afectada.

Ahora bien... si el problema estuviera en el tobillo, el reflejo aquíleo debería estar intacto, ¿no?

Aquí está la clave: El dolor no está en el tobillo, sino en el nervio.

Se lo explico:

—Vamos a intentarlo. No te prometo nada, pero antes de fijar ese tobillo para siempre, probemos otra cosa.

La jugada maestra: Grapas metaméricas en L5 y S1

El carpintero, entre incrédulo y esperanzado, acepta. Coloco las grapas en los territorios L5 y S1.

Segundos después... **el dolor desaparece**.

Camina sin cojera.

Se puede quedar de pie sin dolores.

La contractura plantar se esfuma como polvo de serrín.

El hombre, acostumbrado a ensamblar piezas de madera con precisión quirúrgica, acaba de ver cómo su cuerpo se recompone con una simple intervención. Seis semanas después, sigue sin dolor. Vuelve a trabajar sin limitaciones. Cirugía de tobillo cancelada.

Problema resuelto. Diez años después... Un día cualquiera, diez años después, aparece por la consulta. Doctor, pasaba por aquí y quería contarle algo.

Sigue curado, sin rastro de aquel dolor que lo tenía al borde de perder la movilidad de su tobillo. Me lo dice con una sonrisa y un apretón de manos firme, la de un hombre que puede seguir haciendo lo que ama sin dolor.

Moraleja: No todo dolor se opera. Este caso es un recordatorio de que el origen del dolor no siempre está donde duele. A veces, lo que parece una articulación desgastada es un nervio pidiendo auxilio. Y antes de recurrir al bisturí, siempre vale la pena preguntar un poco más arriba.

Coxalgia bilateral por afectación metamérica S2

Paciente: Mujer, 50 años.

Síntoma principal: Dolor crónico en ambas caderas, con dos años de evolución.

Características del dolor

- Dolor profundo en ambas articulaciones coxofemorales.
- Rotación interna: Intensamente dolorosa.
- Sin signos de trocanteritis.

Radiografía: Leve refuerzo acetabular bilateral, sin artrosis relevante.

Tratamiento previo: AINE, fisioterapia; sin mejoría.

Clínica funcional

- Dolor que aumenta al estar de pie
- Episodios de dolor insoportable, en bipedestación
- Marcha dificultosa, sin claudicación evidente

Exploración metamérica: Dolor marcado al estímulo en la región glútea correspondiente a S2 bilateral.

Conclusión clínica: Este patrón clínico sugiere un origen neuropático radicular, no articular.

Intervención: Implantación de grapas metaméricas en los puntos de máxima sensibilidad cutánea del territorio correspondiente a S2 (bilateral).

Resultado

- Desaparición inmediata del dolor tras la colocación.
- Recuperación de la movilidad sin dolor.
- A las 6 semanas, se retiran las grapas sin signos de recidiva.

Conclusión clínica: Este caso evidencia cómo una coxalgia bilateral sin causa articular clara puede tener origen en la afectación metamérica de S2.

El abordaje con grapas metameras permitió resolver el dolor crónico de dos años en cuestión de minutos, evitando exploraciones innecesarias, tratamientos ineficaces o intervenciones articulares injustificadas.

DE LA GRAN INVALIDEZ A UNA VIDA SIN DOLOR: EL IMPACTO DE LAS GRAPAS METAMÉRICAS

Paciente: Mujer de 51 años, trabajadora en una fábrica de montaje en Ohio (EE. UU.), cuya jornada laboral de pie desencadenó un calvario de diez años de dolor ciático.

Inicio del problema: A los 41 años, comienza con ciática en la pierna derecha. Se diagnostica una hernia L5-S1 y es operada para eliminar el disco.

Persistencia del dolor: Tras reincorporarse al trabajo, en un mes reaparece la ciática, ahora en ambas piernas. Se detecta una nueva hernia en L3-L4 y es sometida a una segunda cirugía.

Cirugía tras cirugía, el dolor no cede, lo que lleva a una tercera intervención con fijación lumbar L4-L5-S1. A pesar de ello, sigue con dolores inhabilitantes.

Gran invalidez: Su estado empeora al punto de dejar de trabajar, con dolor crónico y sin alivio durante años.

Un año después, llega a España en busca de una solución. En su estudio neurofisiológico (ENG), se confirma radiculopatía crónica moderada, bilateral en L3-L4-L5-S1, pero sin signos de denervación activa.

Intervención con grapas metaméricas: Se decide implantar grapas metaméricas en las raíces afectadas L3-L4-L5-S1 bilateralmente. El alivio es inmediato.

Evolución: Tras seis semanas, se retiran las grapas y la paciente recupera una vida plena, libre de dolor. Puede trabajar, hacer deporte y retoma su día a día sin limitaciones.

Seguimiento a cuatro años: No ha habido recidivas. Un caso donde las grapas metaméricas reescribieron el destino de una paciente atrapada en el dolor crónico.

74 AÑOS DE DOLOR BORRADOS EN MINUTOS

Una historia real que empieza con una pregunta inesperada

Después de tratar con éxito a un hombre de 41 años con ciática crónica por radiculopatía S1, al despedirse me dice:

—Doctor, ¿cree que podría tratar a mi abuela? Siempre se queja de la espalda…

No es una frase cualquiera.

La trae desde Gran Canaria.

88 años. 74 años de dolor lumbar.

Una vida con dolor

Todo comenzó cuando tenía 14 años. Una caída.

Desde entonces, el dolor nunca la abandonó.

Se casó a los 15.

Tuvo hijos.

Vio crecer a sus nietos.

Enviudó.

Y durante todo ese tiempo, el dolor seguía allí.

Silencioso, constante, leal a su forma de arruinarle la vida.

Exploración clínica

- Dolor unilateral en el territorio L5–S1
- Reflejo aquíleo izquierdo abolido

Hallazgos que apuntan a una antigua fractura o hernia discal

Ya no hay lesión activa, solo queda la memoria del dolor, alojada en la neuromatriz

El dolor ya no está en la estructura. Está en el sistema.

Tratamiento: El acto simple que cambia una vida

Implanto grapas metaméricas en L4, L5, S1 y S2.
La paciente guarda silencio.
Respira.
Se incorpora…
Y dice, con los ojos muy abiertos:
—¿Y si este fuera mi primer día sin dolor?

Seguimiento: Seis semanas después.

- Sin dolor.
- Grapas retiradas.
- Vida normal.
- Sin noticias de recidiva.

74 años de dolor borrados en minutos.

Reflexión: Este caso no necesita adornos. Es un testimonio nítido de cómo el dolor puede acompañar a una persona durante toda una vida… y cómo, cuándo se explora con precisión, incluso el dolor más antiguo puede callarse sin dejar huella.
Porque a veces, el alivio no requiere tiempo.
Solo requiere saber dónde está la raíz.

Una nueva oportunidad: Más allá del dolor y la fatiga

Mujer de 68 años, diagnosticada de fibromialgia. Una vida marcada por el cansancio, la depresión y un dolor constante que la acompaña día y noche. Glúteos y piernas arden en una ciática implacable.

Es una persona capaz, pero atrapada en un sufrimiento que le ha robado la alegría. Todo en su vida es difícil, agotador, un esfuerzo sin recompensa. Ha probado todos los analgésicos posibles, pero el alivio es escaso.

Exploración y diagnóstico

- Afectación de raíces L3–L4–L5–S1.
- RMN: Hernia discal en L5–S1.
- EMG: Radiculopatía crónica L5–S1, leve-moderada, sin denervación activa.
- Reflejo aquíleo abolido, sin signos claros de compresión radicular (Lassegue y Valsalva negativos).

Siempre he pensado que la fibromialgia no debe tocarse, pero en este caso, la magnitud de la afectación necesitaba un enfoque distinto.

Decisión: Grapas metaméricas

La paciente grita demasiado, durante el procedimiento (en la fibromialgia los dolores se perciben más intensos, intensísimos, hay sensibilización central), el dolor es intenso, pero también lo es su desesperación. Recurro a mi autoridad y persuasión. Termino el procedimiento y vuelvo a mi escritorio, esperando que se vista. De repente, se levanta y corre hacia mí. La miro, incrédulo.

Me abraza.

—Soy otra, doctor… Soy otra.

Evolución

- Seis semanas después, vuelve a consulta.
- Es otra mujer.
- Ya no hay ojeras.
- Sonríe.
- Se mueve con agilidad.
- No tiene dolor.
- Duerme bien.
- Trabaja bien.
- Tiene esperanza.
- Retiro las grapas. El tratamiento ha terminado.
- Seis meses después, sigue sin dolor. No ha recidivado.

Aquella «fibromialgia» había sido una vida entera de energía gastada en soportar contracturas y dolor. Ahora, con esa carga desaparecida, su vida le pertenece de nuevo. ¿Era una fibromialgia o era un padecimiento permanente, con dolor persistente que obligaba en su vida a sacar fuerzas para mantenerse a nivel social durante tantos años? «Dicen que la fibromialgia no se cura», creo que no era fibromialgia…

Le dije que aquel padecimiento era como un cable eléctrico conectado a tierra que drenaba todas sus energías y que una vez desconectado volvería ser otra ¿Sería verdad?… (me permito las licencias porque responden a lo auténtico).

EL DOLOR QUE NO DEJA VIVIR

«Me da miedo, vivimos en un octavo piso... mi marido se asoma, fuma toda la noche... tengo miedo de que quiera tirarse. El dolor no lo deja trabajar, ni dormir».

La historia comenzó 12 años atrás, en una carretera de Marruecos. Jugaba al fútbol cuando, de repente, un coche irrumpió a gran velocidad, arrollando a varios jugadores. Su marido salió despedido contra una pared.

Sufrió múltiples fracturas y un traumatismo craneoencefálico que lo dejó en coma durante varias semanas.

Fractura de fémur, operada, pero la pierna quedó 3 cm más corta.

Dolor insoportable, sobre todo nocturno.

Viajes buscando ayuda: Casablanca, París, Madrid. Los mejores médicos, sin solución.

Analgésicos de todo tipo, sin alivio.

Emigran a España, pero trabajar es un martirio y las noches son un tormento.

Su esposa, a quien traté con éxito de una cefalea persistente, me pide que lo vea. Está desesperada.

Exploración

- Afectación multimetamérica de T10 a S1.
- Los dolores parecen combinar radiculopatía y secuelas de la fractura.

Tratamiento con grapas metamérica: Más de 100 grapas para eliminar el dolor y trazar un nuevo surco Neuromatrizal.

Evolución: El dolor desaparece casi por completo. Se marcha de España agradecido y sin sufrimiento. Antes de irse, me dice: «Si tengo dinero, le traeré a mi abuelo».

Reflexión: El traumatismo pudo haber causado una inflexión lateral de la columna, con daños discales en varios niveles, que pasaron desapercibidos durante el coma. Con el tiempo, el dolor se volvió intratable por métodos convencionales, sumando radiculopatía y dolor posfractura.

Este era un caso sin solución, hasta que las grapas metaméricas le dieron una segunda oportunidad.

SILLA DE RUEDAS POR AFECTACIÓN NEUROLÓGICA DE L5-S1-S2

Paciente: Varón de 72 años.

Antecedentes

- Accidente con caída en un pozo de cinco metros e impacto con piedras de aristas cortantes en el fondo, fractura de ambas tibias y heridas lacerantes sembradas de tierra.
- Hospitalización prolongada durante 23 meses para el cierre de heridas.
- Después de la cicatrización: Persistía limitación severa de movilidad en las rodillas.
- Fisioterapia prolongada sin resultados.
- Dependencia de silla de ruedas. No puede ponerse de pie.

Exploración clínica

Retracción de los isquiotibiales como principal limitación mecánica.

Ausencia de reflejos aquíleos y rotulianos.

Déficit muscular para extensión de la rodilla y el pie.

Limitación rodilla, rango de 90-120 grados de flexoextensión.

Tratamiento con grapas metaméricas: Se colocaron grapas en L4, L5, S1 y S2 bilateralmente.

Resultados inmediatos

- A los pocos minutos, el paciente experimentó:
- Sensación de bienestar en ambas piernas.
- Incremento inmediato del rango de movimiento en rodillas hasta 140°.
- Incremento de flexión a 80°
- Mayor relajación y disminución de la rigidez muscular.
- Después de ocho semanas, retiradas las grapas el paciente camina con ayuda de un bastón y su rango está entre 70 y160, la fisioterapia, ahora está facilitada.

Comentario: Este caso destaca el impacto neuromodulador de las grapas metaméricas en pacientes con secuelas neurológicas postraumáticas y restricciones severas de movilidad. La evolución sugiere que la afectación radicular persistente en L5–S1–S2 podría haber mantenido un estado de inhibición refleja, limitando la rehabilitación funcional.

Dolor radicular L4 en el primer dedo del pie

Paciente: Varón de 84 años, plurimedicado, con dolor severo y persistente en el primer dedo del pie derecho durante dos años.

Antecedentes y evaluación inicial

- El paciente había sido evaluado por múltiples especialistas (traumatólogo, reumatólogo y médico de familia) y sometido a diversos tratamientos sin éxito:
- Analgésicos y antiinflamatorios. Sin mejoría.
- Colchicina para descartar gota. Sin respuesta y con analítica normal.
- Infiltraciones y plantillas ortopédicas. Sin alivio.
- A pesar de la persistencia del dolor, no se evidenciaba artrosis en la articulación metatarsofalángica, y la movilidad del dedo era completamente normal.

Exploración clínica

- En la evaluación se encontraron hallazgos clave que guiaron el diagnóstico:
- Dolor severo al pellizcar la piel dorso medial del dedo Indicando un componente neurológico.
- Dolor reflejo en la rodilla y la cresta ilíaca. Sugiriendo afectación L4.
- Movilidad articular normal. Sin signos de degeneración estructural.
- Sensibilidad alterada en el trayecto metamérico de L4.

Diagnóstico diferencial: El cuadro clínico, AN, RX descartaron patología local en el pie (artrosis, artritis, gota, fascitis plantar), apuntando a una radiculopatía L4 como origen del dolor.

Tratamiento aplicado: Se implantaron grapas metaméricas en los territorios L4 y L5, con el objetivo de modular la conducción del dolor y restablecer el equilibrio neuromuscular.

Evolución y resultados

- Desaparición completa del dolor en tres semanas.
- Recuperación total de la funcionalidad sin necesidad de más tratamientos.
- Paciente dado de alta sin recurrencia del dolor.
- Conclusión y enseñanza del caso

Este caso demuestra la importancia de una exploración neurológica meticulosa en pacientes con dolor persistente, especialmente cuando los tratamientos convencionales han fracasado.

El dolor referido a zonas distales puede ser manifestación de una radiculopatía (en este caso, L4).

La grapa metamérica permitió **resetear** la vía del dolor, logrando una resolución rápida y definitiva, evitando tratamientos agresivos o ineficaces.

Fractura de Colles complicada con SDRC y afectación metamérica C7-C8

Sexo y edad: Mujer, 62 años.

Antecedente inmediato: Caída sobre la muñeca izquierda durante una ronda de golf con amigos en Florida, EE. UU.

Diagnóstico inicial: Fractura de Colles en la muñeca izquierda.

Tratamiento inicial: Reducción de la fractura y colocación de un yeso cerrado.

La colocación de yeso cerrado originó la negativa por parte de la compañía aérea de embarcarla en previsión de complicaciones durante el vuelo.

Tuvo que permanecer en EE. UU. un mes más. Durante este período, la paciente comenzó a experimentar dolor recurrente en la muñeca y la mano afectadas.

Cinco semanas después, ya en España, se sustituyó el yeso por una férula.

En este momento, la paciente refería dolor intenso en la muñeca, mano y dedos. Así como edema dedos.

Al retirarse el yeso completamente, se observó una movilidad restringida y una sensación persistente de calor y dolor en la mano derecha.

Intento de rehabilitación funcional: Se sometió a 45 días de fisioterapia intensiva, sin obtener mejoría.

Han pasado cinco meses, los dolores son intensos

Persistía la rigidez de los dedos 3, 4 y 5, con incapacidad para cerrarlos completamente por dolor severo.

Sensación de pesadez, dolor y calor en brazo, antebrazo y mano, sin signos inflamatorios evidentes, pero con edema.

Molestias en la noche al menor movimiento Rx: buena reducción.

Exploración metamérica

- Movilidad reducida en la mano izquierda. Puntos dolorosos en la piel de la escápula, específicamente en la zona correspondiente a los segmentos C7-C8.
- Dolor al palpar el carpo y articulaciones, radiocarpianas, metacarpofalángicas e interfalángicas.
- Sugiere cervicobraquialgia y síndrome doloroso regional complejo en curso (SDRC).

Tratamiento con grapas metaméricas: Se aplicaron grapas metaméricas en C7-C8, en la piel de la escápula. En puntos hiperálgicos región infraespinosa izquierda.

Resultado inmediato

- Recuperación instantánea de la movilidad en los dedos 3, 4 y 5. Ya no hay limitación.
- Desaparición progresiva de la sensación de calor en la mano.
- A los pocos minutos, la temperatura de ambas manos era similar.

Seguimiento y evolución: Se recomendó mantener las grapas durante tres semanas.

La paciente experimentó una recuperación total de la función de la mano y la desaparición del dolor.

Este caso resalta la importancia de la exploración metamérica en pacientes con secuelas postraumáticas. A pesar de que la fractura de Colles estaba consolidada, la paciente presentaba una radiculopatía secundaria en C7-C8, manifestada como rigidez y disfunción en la mano. Posible SDRC1

Puntos clave del caso: El tratamiento rehabilitador no logró mejorar la movilidad, mientras que la aplicación de grapas metaméricas permitió la recuperación inmediata.

La persistencia de la sensación de dolor, rigidez y calor sugiere una disfunción simpática refleja secundaria al dolor soportado en la inmovilización. Se plantea la hipótesis de que el uso prolongado de collarín y muñequera, la molestia prolongada del yeso, durante más de dos meses pudo haber contribuido al desarrollo de la radiculopatía y el SDRC1.

Este caso demuestra que, en pacientes con secuelas funcionales postraumáticas, es fundamental evaluar la posibilidad de una afectación neurometamérica subyacente. La aplicación de grapas metaméricas permitió una recuperación rápida y efectiva, evitando tratamientos prolongados e ineficaces. Evitando el desarrollo de un SDRC1.

Dolor en planta del pie por radiculopatía L5-S1-S2

Paciente: Mujer de 52 años, mesera y cocinera. Obesa grado1.

Síntoma principal: Dolor en la planta del pie izquierdo, de un año de evolución.

Características del dolor

- No mejora con reposo.
- No hay espolón calcáneo, pero el dolor es intenso.
- Se agrava al caminar.
- Duele acostada.
- Tratamientos previos no exitosos plantillas ortopédicas personalizadas, infiltraciones fascia plantar y espolón calcáneo.

Hallazgos radiológicos

- Pie cavo.
- Osteofitosis, Haglund tipo I y II.
- Exploración clínica:
- Dolor exclusivamente dérmico en territorios de L5 y S1 (dorso y planta del pie).
- Exploración metamérica reveló dolor intenso en L5-S1.
- Reflejo aquíleo izquierdo abolido.

La paciente mencionó un episodio previo de dolor con Valsalva positivo dos años antes, sugiriendo una posible radiculopatía previa no diagnosticada.

Tratamiento con grapas metaméricas: Se colocaron grapas en L5 y S1.

Resultado inmediato

- Desaparición total del dolor después de más de siete meses de incapacidad.
- Recuperación funcional inmediata.
- Complicación menor: En la revisión de los catorce días, la paciente volvió a sentir molestias en el talón izquierdo medial.

Se exploró y se identificó

- Una afectación de S2, no detectada inicialmente.
- Se colocaron grapas en S2 a nivel lumbar.
- Resultado:
- Alivio total.

Evolución y seguimiento

- Se indicó mantener las grapas durante seis semanas.
- Retorno al trabajo habitual sin limitaciones. No ha vuelto a sentir dolor

Comentario: Este caso destaca la importancia de diferenciar un dolor de origen radicular de una patología mecánica del pie.

La falta de respuesta a plantillas y el dolor dérmico bien localizado en los territorios metaméricos fueron claves para el diagnóstico correcto.

La abolición del reflejo aquíleo indicó afectación radicular en S1.

La respuesta inmediata tras la colocación de grapas metaméricas en L5-S1 confirmó la hipótesis.

La aparición de dolor en S2 tras la mejoría inicial demuestra que, en algunos casos, la modulación del dolor en una raíz puede hacer evidente otra afectación radicular latente que permanecía enmascarada.

DOLOR POLIÉDRICO TRATADO CON GRAPAS METAMÉRICAS

Paciente: Mujer de 80 años, de carácter fuerte, acude a consulta encorvada, apoyándose en un cayado corto con ambas manos. Esta posición, además de aliviar parcialmente su dolor, la obliga a una postura flexionada hacia adelante e inclinada sobre el lado izquierdo. Viene acompañada por su hija, que permanece atenta y vigilante por temor a que pierda la estabilidad y pueda caer. A pesar de su evidente limitación física y dolor intenso, mantiene una elegancia innata.

Antecedentes y evolución del dolor: Desde hace año y medio, tras recibir una infiltración de ácido hialurónico en la rodilla derecha por gonartrosis, refiere haber comenzado a experimentar un dolor agudo que ha deteriorado progresivamente su capacidad funcional. Aunque la paciente relaciona temporalmente la infiltración con el inicio del dolor, esta no tiene una relación causal directa con el cuadro clínico actual.

Desde entonces permanece encorvada, agravándose su escoliosis previamente conocida, que presenta una curvatura significativa de 70° de concavidad izquierda con ápice en L1.

El simple acto de sentarse es doloroso, levantarse es aún peor; acostarse o subirse a una camilla provoca manifestaciones evidentes de sufrimiento, siendo la movilización en decúbito supino especialmente agónica.

Examen físico y hallazgos clínicos: Al examen físico destaca:

- Fuerza muscular conservada para los territorios de L5 y S1.
- Reflejos osteotendinosos exaltados en rotulianos y aquíleos.

- Limitación evidente a la flexión en ambas rodillas, con sinovitis hipertrófica en la rodilla derecha.
- Dolor extremo en los trayectos de raíces L4 y L5, especialmente en el trocánter izquierdo.
- Movilidad restringida de columna con musculatura dorsal rígida y dolorosa alrededor del ápice escoliótico.
- Dolor intenso en las emergencias de raíces L3–L4–L5–S1.
- Dolor fulgurante en el punto de contacto costo pélvico.

Estudios complementarios: Presenta RMN que descarta fracturas. La densitometría ósea, método adecuado para valorar la osteoporosis, descarta su presencia. Se encuentra bajo tratamiento con morfina, sin resultados satisfactorios. Cualquier actividad diaria resulta sumamente dolorosa e incapacitante.

Historia clínica previa: La paciente menciona haber visitado previamente al menos tres traumatólogos, sintiéndose rechazada y desatendida. Señala específicamente que el último profesional no le prescribió ni un analgésico básico.

Valoración diagnóstica y plan terapéutico: Se establece que el dolor es claramente neuropático y severo (10/10), probablemente intensificado por una descompensación reciente de la escoliosis. Se propone la neuromodulación mediante grapas metaméricas, advirtiendo a la paciente de la incomodidad inicial, pero destacando su potencial alivio significativo.

Procedimiento realizado

- Se colocan grapas metaméricas en:
- Territorios L3-L4-L5-S1 del lado izquierdo.
- También en ambos lados del ápice escoliótico, con énfasis en la convexidad derecha.
- La paciente soporta estoicamente el dolor generado por el procedimiento.

Resultados inmediatos y seguimiento: Tras finalizar la colocación, la paciente logra caminar inmediatamente sin dolor, abandonando el bastón.

Se realiza una valoración repetitiva haciendo caminar, sentarse y levantarse a los 5, 10 y 15 minutos para valorar el alcance y estabilidad de la neuromodulación y descartar su abolición por procesos activos intercurrentes (por ejemplo, protrusión discal o fractura vertebral en curso).

Se confirma la ausencia de dolor durante todas las pruebas.

Se informa sobre la posible reaparición parcial del dolor más adelante.

En la revisión a las dos semanas, paciente felizmente sorprendida por la ausencia de dolor. Abandona totalmente la morfina.

A las cinco semanas se retiran las grapas. Se constata la estabilización clínica sin recidivas. Sin embargo, hace su aparición el dolor nociceptivo. La paciente abandonó la morfina, los analgésicos y los AINE.

Su escoliosis, su falta de fuerzas, su desentreno provocaron una recidiva de las molestias, pero ahora son molestias normales, que ceden a un analgésico suave y algún AINE. Mientras le he ordenado caminar cada día, puede levantarse y sentarse sin dolor y cuando cae en la cama, cualquier dolor desaparece a diferencia con la situación vivida.

Conclusiones: Este caso destaca la importancia de enfrentar decididamente situaciones clínicas complejas, especialmente cuando el dolor es poliédrico y multifactorial. Evitar el abordaje de estos casos puede generar en los pacientes una desagradable sensación de rechazo y abandono terapéutico. Por el contrario, la identificación precisa y el tratamiento eficaz mediante grapas metaméricas para la neuromodulación del dolor neuropático pueden producir resultados sorprendentes, mejorando drásticamente la calidad de vida y fortaleciendo la relación médico-paciente.

DOLOR LUMBAR Y RADICULOPATÍA EN **L5-S1** TRAS UN SAFARI

Sexo y edad: Mujer, 45 años.
Profesión: Sanitaria.
Síntoma principal: Dolor lumbar y radiculopatía en L5-S1 derecho.

Antecedentes clínicos

- Dolor radicular franco en territorio L5 y S1
- Sin antecedente traumático relevante.

Tratamientos previos: Se le prescribió ácido alfa lipoico sin éxito. Limitaciones funcionales: dolor mantenido que afectaba su calidad de vida

En espera de tratamiento con grapas metaméricas, surge la ocasión de realizar un safari. Autorizo la aventura advirtiendo que debe llevar en la mochila gran cantidad de analgésicos.

Evolución atípica: Durante el safari en Kenia, la paciente realizó una actividad física intensa (caminar largas distancias, subir y bajar del vehículo). Sorprendentemente, el dolor desapareció completamente durante toda la actividad.

Al regresar a su vida habitual, el dolor volvió.

Exploración clínica

- Dolor localizado en el trayecto metamérico L5-S1.
- Sin alteraciones en la exploración neurológica básica.
- Patrón de dolor inducido por inactividad y posturas mantenidas.

Hipótesis diagnóstica: Sensibilización del circuito del dolor por inactividad previa y repetición de movimientos sensibilizados.

La actividad física intensa pudo haber modulado temporalmente la percepción del dolor, interrumpiendo la señal nociceptiva.

Tratamiento: Inicialmente se propuso la colocación de grapas metaméricas, pero se decidió posponer el procedimiento.

Reflexión clínica: Este caso plantea una interesante cuestión sobre la modulación del dolor neuropático a través del movimiento intenso y el cambio de contexto ambiental.

La desaparición del dolor en el safari sugiere un mecanismo de interrupción de la sensibilización central, posiblemente relacionado con la activación del sistema descendente de control del dolor. ¿El ejercicio intenso puede tener un efecto transitorio similar a las grapas metaméricas?

La paciente sigue siendo candidata a grapas metaméricas en L5-S1 si los síntomas persisten o empeoran. Pero el EVA inferior a 5 no lo permite.

Cuando la confianza se pierde... y se recupera

Una mujer de 77 años llega a la consulta con una pregunta simple pero demoledora: «Doctor, ¿por qué me duele la rodilla?». Hace dos años le implantaron una prótesis total de rodilla (PTR) y su traumatólogo le había asegurado que todo iría bien. Sin embargo, tras un año de molestias persistentes, la única respuesta que ha recibido es que «la prótesis está perfecta». Pero ella ya no se fía.

Se hace Rx por su cuenta y acude con ellas por consulta.

La exploro con detenimiento. Movilidad normal, musculatura bien desarrollada, alineación correcta, sin signos de aflojamiento ni anomalías evidentes. A simple vista, la prótesis cumple su función. Rx: intervención técnicamente perfecta. Pero hay algo que no encaja.

Decido hacer una evaluación neurológica y ahí está la clave: una irritación severa de la raíz L4.

Le explico que la prótesis puede estar en perfecto estado, pero que el problema no es la rodilla, sino un nervio irritado. Para solucionarlo, propongo un tratamiento poco convencional: colocación de grapas metaméricas sobre la metamera L4.

—Adelante, doctor, responde sin dudar.

Minutos después, su dolor desaparece. Por completo.

Camina sin dificultad.

Siente la rodilla «como si nada hubiera pasado».

La felicidad se refleja en su rostro. Por fin encuentra sentido a su sufrimiento.

Cuando el dolor cambia de lugar... y la solución también.

Dos semanas más tarde, regresa. Pero no con la misma queja.

—Doctor, me duele la parte posterior de la rodilla, y casi tanto como antes.

Reviso nuevamente y descubro que ahora las raíces afectadas son S1 y S2, que antes estaban en silencio. (Como vimos en el capítulo sobre la progresión del dolor neuropático, cuando desbloqueamos un nivel, a veces emergen problemas latentes).

Le explico que necesitamos ir un paso más allá.

—Si con L4 desapareció el dolor anterior, con S1 y S2 desaparecerá este nuevo.

Sin dudar, accede. Coloco nuevas grapas en S1–S2 y, otra vez, el dolor desaparece instantáneamente.

- Cuatro semanas después, retiramos las grapas.
- Nunca más vuelve a sentir dolor en la rodilla.
- Recupera su vida normal.

Un final feliz… y muchos comienzos más.

El alivio que experimentó fue tan impactante que se convirtió en embajadora involuntaria del método. Desde su recuperación, ha recomendado la consulta a cinco personas más. Y sí, algunos de ellos también han encontrado en este tratamiento la solución que llevaban años buscando. Porque, a veces, el dolor no está donde creemos. Y cuando encontramos su verdadero origen, el camino hacia el bienestar se abre de par en par.

Dolor persistente y cojera tras cirugía de canal estrecho: Afectación de S1

Sexo y edad: Varón, 72 años.

Antecedentes quirúrgicos

- Intervención previa por hernia discal, diez años antes, con buenos resultados.
- Cirugía de canal estrecho y compresión discal (hace dos años).

Síntoma principal

- Dolor severo en la región retromaleolar peroneal izquierda tras la última cirugía.
- Cojera persistente durante un año y medio tras la cirugía.

Evaluación clínica

- Movilidad normal del tobillo y pie.
- Signos de Lasegue y Bragard negativas (sin signos clásicos de ciática).
- Reflejos osteotendinosos conservados.
- Sin déficit motor aparente.
- Dolor intenso localizado en S1 al pellizcar la piel de la zona afectada.

Diagnóstico diferencial: Dolor neuropático residual posquirúrgico, posiblemente debido a una radiculopatía S1 izquierda.

Tratamiento con grapas metaméricas: Se implantaron grapas metaméricas en S1.

Resultado inmediato

- Desaparición total del dolor al momento del procedimiento.
- Corrección de la cojera de manera espontánea.
- Alta definitiva tras tres semanas sin recurrencia.

Comentario clínico: Este caso demuestra que algunos pacientes pueden mantener dolor neuropático residual tras cirugía de canal estrecho, a pesar de una corrección estructural adecuada.

La exploración metamérica fue clave para identificar la persistencia de la radiculopatía en S1, que no se había aliviado con la cirugía.

La aplicación de grapas metaméricas permitió una resolución inmediata, confirmando su eficacia en el manejo del dolor neuropático crónico posquirúrgico.

EL PRECIO DEL ORGULLO: DE LA GLORIA AL DOLOR, Y DE VUELTA A LA VIDA

Deportista de élite, 33 años, habitual en la selección española de balonmano. Un talento natural, una jugadora clave.

El inicio del sacrificio

A los 21 años, el dolor lumbosacro apareció. Un murmullo al principio, cada mes más fuerte. Pero el orgullo y el prestigio pesan más que el sufrimiento. Aguanta en silencio.

El declive invisible

El dolor se expande, domina su espalda, roba su agilidad, apaga su reacción eléctrica. Deja de ser la jugadora decisiva. Ya no es convocada. Su cuerpo la ha traicionado.

La pesadilla fuera del deporte

El dolor persiste, incluso fuera de la cancha. Encuentra trabajos, pero dura dos días en cada uno. No puede admitirlo, duele demasiado, simplemente desaparece sin reclamar su sueldo, le da vergüenza. Su vida se desmorona.

La búsqueda desesperada

Sesión clínica de neurocirugía en un hospital de prestigio. No encuentran nada operable. Debido a la persistencia del dolor proponen una nueva sesión clínica, pero nunca recibe respuestas. Queda sola con su sufrimiento.

La última oportunidad

Exploración: Llega a consulta con un cuadro demoledor (afectación metamérica global). Las raíces T10-T11-T12-L1-L2-L3-L4-L5-S1 bilateralmente están comprometidas. Jamás he visto tanto dolor junto.

Tratamiento con grapas metaméricas: Le explico lo que ha ocurrido **(aguantó demasiado, forzó demasiado)**.

Propongo grapas metaméricas en todas las raíces afectadas. Una cantidad descomunal de grapas. Sesenta días con ellas.

El renacimiento

Cuando retiramos las grapas, es una persona nueva. Sin dolor. Sin nervios. Sin angustia. Capaz de trabajar. De vivir. De recuperar su vida. Incluso de volver al deporte, pero sin dolor. Con la neuromatriz, no se juega.

Dolor genital derecho por afectación neurometamérica: Resolución completa con tratamiento específico

Paciente: Mujer de 50 años.

Motivo de consulta: Dolor persistente en la arcada inguinal derecha y en los genitales externos del mismo lado, con más de un año de evolución. Tratada infructuosamente.

Síntomas: La paciente refiere que cualquier roce, presión o, incluso la higiene íntima, desencadena molestias intensas, lo que ha deteriorado significativamente su calidad de vida y sus relaciones personales.

Exploración inicial: Se descarta un origen osteomuscular. A la palpación metamérica, encuentro alteraciones dolorosas en el trayecto de L1 y S2, compatibles con afectación neurosensorial en dichos territorios.

Impresión diagnóstica: Afectación neurometamérica en las raíces L1 y S2.

Le explico la posibilidad de un tratamiento mediante grapas metamérica. Acepta el procedimiento.

Tratamiento: Coloco grapas en las metámeras correspondientes a S2 y S3.

Evolución: El dolor desaparece por completo desde el primer momento.

Tras cuatro semanas, se retiran las grapas sin incidencias.

No ha vuelto a presentar síntomas.

Tampoco he vuelto a tener noticias suyas. Quizás, simplemente, porque ya no las necesita.

Dolor tobillo por cambio de coche con pedales altos

Paciente: Mujer de 57 años.

Síntoma principal: Dolor en el tobillo derecho, especialmente en la región **retromaleolar peroneal**.

Evolución: Dos meses de dolor.

Factores desencadenantes: Cambio de coche con **pedales más altos**, lo que llevó a un uso distinto de la musculatura del pie y la pierna. Posición columna diferente.

Patrón del dolor

- Se agrava al estar de pie o caminar.
- Cede al estar sentada.
- Exploración clínica:
- Movilidad normal del pie.
- Buena fuerza en S1 y L5.
- Ligera molestia en el cuarto metatarsiano.
- Dolor intenso al pellizcar la planta del pie en el territorio de L5 y S1, pero solo en el lado derecho.
- Reflejos osteotendinosos (ROT) ligeramente disminuidos.
- No signos de Lassegue ni Bragard, sin dolor ciático, pero sí dolor trocantérico derecho.
- Limitación en las rotaciones de la columna.
- Dolor en la emergencia glútea de S1.

Tratamiento con grapas metaméricas: Se implantaron grapas en S1.

Durante el procedimiento, se descubrió una afectación en L4, que no estaba presente en la evaluación inicial.

Resultados inmediatos: Sensación de calor en la zona glútea a los veinte minutos, indicativo de relajación y mejora de la irrigación en la región. Alivio inmediato del dolor y recuperación funcional.

Comentario: Este caso demuestra cómo una alteración mecánica en el patrón de movimiento puede desencadenar un síndrome de sensibilización radicular latente, en este caso en L5 y S1. Además, destaca la importancia de la exploración metamérica, ya que la afectación de L4 no era evidente inicialmente y solo se manifestó tras el tratamiento.

«Buenas tardes, doctor. Tengo un dolor que se me ha hecho crónico». Paciente francés con dolor neuropático metamérico S1 derecho

Transcripción literal del WhatsApp recibido en la consulta:

Buenas tardes doctor, tengo un dolor crónico desde hace más de dos años en el pie y tobillo. He visitado podólogos, traumatólogos, unidades del dolor… Me han hecho múltiples estudios: dos electromiografías, dos resonancias, tres ecografías, gammagrafía, radiografías… Sin hallazgos concluyentes, salvo una EMG que muestra amplitud reducida del nervio sural.

Tras un bloqueo con levo bupivacaina, el dolor persiste en la inserción del quinto metatarsiano, el tobillo interno y el talón de Aquiles. Sé que es un caso difícil. No busco una respuesta inmediata, sino saber si usted podría hacerse cargo desde cero, en consulta privada, si considera que entra dentro de su especialidad. Este dolor me amarga la vida desde hace demasiado tiempo.

El mensaje reunía todos los elementos que despiertan mi atención: un dolor crónico y rebelde, múltiples abordajes convencionales fallidos, y la ausencia de una causa estructural clara. Pero, además, transmitía una súplica contenida, alguien que está perdiendo la batalla contra el sufrimiento y que aún conserva un hilo de esperanza.

Lo recibí en consulta. Paciente de 30 años, sin recuerdo de traumatismo desencadenante, aunque con antecedentes de práctica prolongada de **enduro** —motocross en campo abierto y terrenos irregulares—. El cuadro se inició de forma insidiosa, sin una lesión concreta, y evolucionó durante dos años desde una molestia esporádica hasta un dolor permanente e invalidante.

Había abandonado por completo el deporte y cualquier actividad física intensa. Ya no toleraba ningún calzado. Sentía que su pie se deformaba. El dolor le acompañaba de día y de noche, en reposo y al caminar. Dormía mal. La desesperanza empezaba a aflorar.

Había sido explorado por numerosos especialistas y sometido a pruebas exhaustivas: electromiografías, resonancias, ecografías, gammagrafía, radiografías. Ninguna aportó claridad diagnóstica, salvo la EMG con ligera disminución de amplitud del nervio sural. En la última consulta, en una prestigiosa clínica de Madrid, se le realizó una batería de estudios, exploración y visita especializada. Le propusieron cirugía de descompresión del nervio sural, aunque no se garantizaba el éxito. Optó por no operarse.

En la exploración en consulta, encontré pies con tendencia al cavo, pulsos simétricos y conservados, buena movilidad, fuerza conservada y reflejos aquíleos dentro de la normalidad. No había signos radiculares clásicos: Lasegue y Bragard negativos, sin dolor ciático irradiado. Sin embargo, aparecía una hipersensibilidad localizada en la región retromaleolar externa y a lo largo del borde externo del pie derecho. Y lo más revelador: dolor profundo, denso, perfectamente reproducible al presionar la emergencia metamérica de S1 derecho en región glútea.

La impresión clínica fue clara: dolor neuropático de origen metamérico por disfunción radicular de S1 derecho. Se lo expuse con claridad y le propuse el tratamiento con grapas metameras.

—Haga lo que quiera, pero quíteme este dolor —me dijo.

Comencé con la implantación en el punto más algésico. Como suele ocurrir, al estimular esa zona, surgieron más puntos en la misma metámera y en las adyacentes. Todos fueron implantados en la misma sesión.

El resultado fue inmediato. El paciente se puso en pie, caminó, flexionó el tobillo, lo extendió. Se detuvo, sorprendido:

—Doctor…, el zapato me queda grande.

Siguió caminando, explorando el movimiento. No encontraba el dolor. Empezó a sonreír, pero con escepticismo.

—No me lo puedo creer, no duele.

Y caminó, caminó, caminó… durante minutos. Quería estar seguro.

Acordamos una revisión en dos semanas. Se marchó sin dolor, aún incrédulo. Sabía que no era sugestión, pero necesitaba tiempo para asumir que, por fin, su cuerpo había dejado de castigarlo.

¿RADICULOPATÍA POSTHERPÉTICA CON DOLOR EN EL ANTEPIÉ MIXTA?

Un caso de doble origen: Cuando el pie habla en dos lenguajes

Paciente: Mujer, 62 años

Profesión: Fisioterapeuta

Antecedente relevante: Hallux rigidus bien tolerado gracias al uso continuo de calzado fisiológico tipo MBT, que compensa la artrosis metatarsofalángica del primer dedo.

Inicio del cuadro: Desde hacía más de dos años presentaba un dolor progresivo en la cara externa del pie derecho, especialmente al caminar descalzo. El síntoma obligaba al uso constante del calzado especial, con mejoría parcial.

El dolor generaba fatiga precoz y limitación funcional moderada.

Diagnóstico inicial: Neuroma de Morton en el tercer espacio interdigital.

Exploración clínica: Descarta completamente dicha entidad:

- No hay signo de Mulder.
- No se reproduce la sintomatología.
- Ausencia de hallazgos compatibles.

Anamnesis clave: El dato que lo cambia todo

Durante la entrevista, el paciente menciona **herpes zóster recurrente en la región glútea derecha,** con episodios dolorosos cada 2-3 semanas desde hacía más de dos años.

Aunque en la consulta no presentaba lesiones activas, relacionaba las crisis con una posible reactivación viral.

Exploración metamérica: La evaluación revela una afectación clara de las raíces L5 y S1 derechas:

- Dolor inducible a la presión en región glútea sobre S1
- Trayecto compatible con el dolor descrito en el pie

Se reinterpreta el cuadro como una radiculopatía postherpética, en la que el dolor no depende de una infección activa, sino de una sensibilización mantenida del sistema nervioso periférico.

Tratamiento y respuesta inicial: Se implantan grapas metaméricas en los territorios correspondientes a L5 y S1 derechas.

Resultado inmediato

- El paciente refiere mejoría significativa
- Por primera vez desde el inicio del cuadro, camina descalzo sin dolor
- No requiere calzado adaptado durante las primeras dos semanas

Evolución inesperada

A las dos semanas, el dolor reaparece, incluso portando aún las grapas metaméricas.

Curiosamente, no se detectan puntos metaméricos activos a la reexploración.

Se sospecha entonces la coexistencia de un componente mixto:

- Una radiculopatía resuelta, gracias al tratamiento
- Una lesión estructural persistente en el antepié que comienza a manifestarse con más claridad tras silenciar el componente neuropático

Se solicita una RMN del antepié, ante la sospecha de lesión a nivel de la base del cuarto y quinto metatarsiano.

Comentario clínico: Este caso pone de relieve varios puntos cruciales.

- La exploración metamérica es decisiva para identificar radiculopatías no evidentes, incluso en cuadros con larga evolución y diagnóstico previo erróneo.
- El antecedente de herpes zóster recurrente debe alertarnos sobre la posibilidad de una radiculopatía postherpética, especialmente cuando el dolor persiste sin hallazgos visibles.
- La reaparición del dolor sin respuesta metamérica sugiere una situación mixta: lo que antes era un cuadro predomi-

nantemente neuropático, ahora podría estar desvelando una lesión estructural coexistente.

Conclusión abierta: El dolor en el pie puede ser neuropático, mecánico o ambos.

La grapa metamérica puede resolver la parte que le corresponde, pero no puede curar lo que no le pertenece.

La exploración metamérica no solo trata. También ayuda a desenmascarar lo que queda debajo del síntoma, una vez que se acalla el grito de la raíz.

AUMENTO DE VOLUMEN GRASO EN MUSLO IZQUIERDO ASOCIADO A AFECTACIÓN METAMÉRICA L3-L4 (LIPOMATOSIS SEGMENTARIA SIN DOLOR EN TERRITORIO L3-L4)

Sexo: Mujer

Edad: 66 años

Paciente de 66 años, sin antecedentes traumáticos recientes, consulta por un aumento de volumen de consistencia grasa en el tercio medio distal del muslo izquierdo, de evolución progresiva pero asintomática. No refiere dolor lumbar ni radicular directo.

La rodilla presenta movilidad y estabilidad conservadas. No hay signos inflamatorios ni ocupación articular evidente.

La cadera es funcional y no dolorosa.

Se objetiva una asimetría de perímetro entre ambos muslos:

- A los 10 cm de la interlínea articular de la rodilla, diferencia de + 4 cm en el lado izquierdo.
- A los 20 cm, diferencia de + 1 cm en el mismo lado.

La distribución del aumento de volumen coincide topográficamente con los dermatomas L3 y L4.

La paciente refiere molestias funcionales sobre todo al subir escaleras, sin limitación franca de la marcha. Pesadez de la extremidad izquierda y falta de agilidad comparativamente con la derecha.

Exploración física complementaria:

- Consistencia blanda, de predominio graso, no infiltrante.
- Sin signos de tumoración encapsulada ni fluctuación.

- Sensibilidad y fuerza muscular normales.
- Ausencia de disestesias o signos de ocupación profunda.
- No hay edema ni fóvea.
- Pellizco dérmico moderadamente molesto en la región glútea izquierda alta, sin irradiación.
- Trayecto metamérico L3-L4 claramente doloroso al pellizcamiento dérmico.
- Palpación profunda sobre la emergencia glútea de L3-L4 intensamente dolorosa.
- ROT disminuidos bilateralmente, más acentuados en el lado izquierdo.

Valoración diagnóstica: El cuadro clínico sugiere una lipomatosis segmentaria localizada, probablemente en relación con una alteración trófica de origen neurovegetativo por afectación crónica, no dolorosa, de las raíces L3 y L4 izquierdas.

No se identifican signos de masa encapsulada, tumor lipomatoso ni pseudohipertrofia muscular.

La hipótesis central se orienta hacia un trastorno metabólico cutáneo-subcutáneo localizado, relacionado con una disfunción metamérica de larga evolución, con expresión funcional leve y signos objetivos de afectación radicular.

Comentario razonado: Este caso puede representar una manifestación peculiar del efecto trófico segmentario de las raíces espinales, en el que una disfunción silente (L3-L4) no se expresa con dolor irradiado típico, sino con alteración estructural del tejido graso y molestias funcionales específicas como la subida de escaleras.

Este fenómeno, aunque infrecuente, aporta evidencia de que la raíz espinal puede modular el volumen y la distribución del tejido subcutáneo, aun en ausencia de clínica sensitiva o motora clara. La exploración metamérica revela datos consistentes con una afectación neurofuncional radicular.

Actitud terapéutica propuesta:

Se propone realizar:

1. Ecografía de partes blandas para descartar lipoma profundo o masas no palpables.
2. Implantación de grapas metaméricas en los territorios glúteos izquierdos correspondientes a L3 y L4 como test terapéutico de reseteo trófico y funcional, especialmente si el paciente refiere sensación de tirantez, incomodidad estética o cambios progresivos.

Nota neurofisiológica: La inervación segmentaria cutánea y subcutánea, además de su papel sensitivo, regula funciones tróficas, vasomotoras y metabólicas del territorio.

Las raíces L3-L4 tienen una proyección dérmica sobre el muslo anterior e interno.

Disfunciones crónicas de estas raíces pueden alterar el equilibrio neurovegetativo de la región, propiciando acúmulos grasos o distrofias localizadas sin necesidad de dolor irradiado.

La exploración física metamérica con pellizcamiento doloroso y puntos de activación profunda en emergencia glútea refuerza la validez diagnóstica y terapéutica del tratamiento dirigido al plano metamérico.

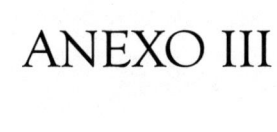

ANEXO III

Introducción al anexo:
La ciencia que sostiene una técnica

Este anexo no es un inventario de autoridades, ni una demostración erudita.

Es, en realidad, el camino que recorrí como clínico para comprender mejor lo que mis manos ya sabían: que el dolor no es solo una respuesta, sino una historia segmentaria que puede ser interrumpida y reescrita desde la periferia.

He trabajado con las grapas metamérica durante años, y si bien su efecto clínico es inmediato y contundente, sabía que debía buscarle un respaldo estructurado, teórico, orgánico. No por necesidad académica, sino por respeto al paciente y a la ciencia.

Aquí presento a los autores que me ayudaron a pensar mejor. Algunos son viejos pioneros, otros colegas recientes de la neurociencia más avanzada. A cada uno le reconozco una idea central que, aunque no fue escrita para mí, ha confluido con sorprendente claridad en la lógica de la grapa metamérica.

He preferido un lenguaje claro, útil, funcional. Y cada entrada incluye una frase célebre del autor, porque a veces una línea bien escrita resume mejor que un tratado.

Este anexo es mío, porque lo escribí, lo elegí y lo ordené. Pero también es suyo, lector clínico, para que comprenda que cada acto terapéutico tiene una genealogía, y que el presente se apoya en hombros muy altos.

Firmado: Dr. Cózar

Autores fundamentales en la comprensión y modulación del dolor

Este anexo recoge de forma resumida y razonada a los autores clave cuya obra ha contribuido a la conducción, elaboración, organización e interpretación moderna del dolor, y cuya influencia directa o indirecta converge con el fundamento clínico y funcional de la técnica de grapas metaméricas.

Cada apartado incluye:

- Nombre completo del autor.
- Obra más relevante.
- Resumen de su aportación.
- Paralelismo o convergencia con la técnica metamérica.

1. PATRICK WALL (1925-2001) Y LA ARQUITECTURA DEL CONTROL SEGMENTARIO

Patrick Wall fue un neurofisiólogo británico y uno de los grandes reformuladores de la neurociencia del dolor. Aunque su nombre está históricamente ligado al de Ronald Melzack, merece un lugar propio por su papel decisivo en el desarrollo de la teoría de la compuerta (Gate Control Theory), publicada en 1965 y considerada una de las ideas más influyentes del siglo XX en neurofisiología clínica.

Fue Wall quien aportó el detalle fisiológico: explicó cómo la médula espinal —en particular la asta posterior— no es una estación pasiva de tránsito, sino **un centro dinámico de modulación sensorial**, donde múltiples aferencias (dolorosas, táctiles, presivas) compiten entre sí. Introdujo el concepto clínico fundamental de las interneuronas inhibitorias: conexiones locales capaces de bloquear o amplificar la señal nociceptiva antes de que alcance el encéfalo.

¿Qué propone la teoría de la compuerta?

- Las fibras pequeñas (C y Aδ) abren la compuerta: conducen dolor difuso, lento, persistente.
- Las fibras grandes (Aβ) la cierran: llevan información táctil o de presión rápida, no dolorosa.
- La interacción entre ambas en la médula posterior decide si la señal asciende o se bloquea.
- El cerebro también modula esta compuerta, enviando inhibiciones o facilitaciones descendentes.

Wall y Melzack rompieron así con el esquema mecanicista del dolor como reflejo lineal, y establecieron que **el dolor puede ser modulado, reorganizado o incluso inhibido a partir de estímulos periféricos intensos y controlados.**

Una obra que cambió el paradigma

En 1984, publicaron *The Challenge of Pain,* donde integran fisiología, clínica e investigación. Su mensaje: **«El dolor no se transmite; se construye».** Y lo más importante, puede desactivarse, porque al igual que se construyó, puede ser reorganizado. **La puerta del dolor no está abierta ni cerrada, está controlada. Y quien conoce ese control, tiene el poder de actuar.** Patrick Wall

Relación directa con las grapas metaméricas

La técnica de las grapas metaméricas se basa en este mismo principio segmentario:

- Se localiza un punto hiperálgico con exactitud anatómica.
- Se aplica un estímulo más fuerte, más breve y más funcional que el dolor patológico.
- Se activa la red segmentaria: se cierra la compuerta.
- No se elimina el dolor, se reemplaza. Y al hacerlo, se reconfigura el circuito afectado.

La grapa metamérica no silencia el sistema, lo reorganiza. Y en ese acto, el paciente deja de padecer un patrón sin salida para recuperar un mapa sensitivo funcional.

Patrick Wall no conoció esta técnica. Pero **la legitimó sin saberlo.**

2. KAREL LEWIT (1916-2014): EL MÍNIMO ESTÍMULO, LA MÁXIMA RESPUESTA

Lewit fue pionero de la medicina manual en Europa y uno de los primeros en vincular la disfunción segmentaria con respuestas reflejas tratables mediante intervenciones no farmacológicas. Creó el concepto de «punción seca», introduciendo una aguja sin sustancia en puntos gatillo musculares para provocar un cambio funcional inmediato.

Obra clave: *Manipulative Therapy in Rehabilitation of the Locomotor System* (1985), donde sistematiza técnicas diagnósticas y terapéuticas manuales desde un enfoque neurofisiológico.

Frase representativa: «The art of medicine consists in finding the minimal stimulus that produces the maximum response» («El arte de la medicina consiste en encontrar el estímulo mínimo que produzca la respuesta máxima»).

Convergencia con las grapas metaméricas

Lewit y las grapas metaméricas comparten un principio esencial: no es necesaria una intervención lesiva o agresiva para reorganizar un sistema alterado. Basta con provocar una respuesta sensorial breve, intensa y precisa, que active los circuitos reflejos necesarios para el restablecimiento de la función.

Así como Lewit intervenía sobre el músculo para provocar una reorganización refleja, la grapa actúa sobre el punto cutáneo de máxima sensibilidad segmentaria, permitiendo un reinicio del control neuromuscular y sensitivo. Ambas técnicas restablecen el equilibrio funcional del segmento comprometido sin destruir, sin adormecer, sin sustituir.

No es la fuerza del estímulo lo que importa, sino su inteligencia segmentaria.

3. CLIFFORD J. WOOLF (1953): EL DOLOR QUE SE REHACE A SÍ MISMO

Woolf aportó un concepto fundamental para la comprensión del dolor crónico: la sensibilización central. Su investigación demostró que, tras una lesión, la médula espinal puede entrar en un estado de hiperexcitabilidad, manteniendo el dolor incluso en ausencia de estímulo periférico.

Obra clave: «Evidence for a Central Component of Post-injury Pain Hypersensitivity» (*Nature*, 1983). Este artículo inicia el paradigma moderno sobre el dolor como producto de plasticidad patológica.

Frase representativa: «Plasticity in the spinal cord can lead to pain becoming the disease itself» («La plasticidad en la médula espinal puede convertir al dolor en la enfermedad misma»).

Convergencia con las grapas metaméricas

La técnica metamérica responde directamente al reto que plantea Woolf: cómo revertir una médula espinal reorganizada por el dolor. La grapa, al generar un estímulo periférico nuevo, bien localizado y más intenso que el patrón patológico, compite, desplaza y reorganiza la señal mantenida.

La metámera no se adormece, se reeduca. El sistema no se bloquea, se reorganiza. Allí donde el dolor ha secuestrado la vía, la grapa la libera.

El dolor puede aprenderse. Y como toda red aprendida, también puede desaprenderse si se introduce un nuevo patrón que lo sustituya.

4. Janet G. Travell (1901-1997): El mapa del dolor referido

Janet Travell fue pionera en el estudio del dolor musculoesquelético de origen miofascial. Junto a David Simons, sistematizó los puntos gatillo como focos musculares hiperactivos capaces de producir dolor referido, disfunción motora y rigidez segmentaria. Su trabajo permitió reconocer que muchas dolencias comunes no tienen origen en la articulación ni en el hueso, sino en el propio tejido muscular profundo.

Obra clave: *Myofascial Pain and Dysfunction: The Trigger Point Manual* (1983), escrita junto a David Simons. Una obra que redefinió el diagnóstico funcional de la medicina musculoesquelética.

Frase representativa: «The patient is the text, read him carefully» («El paciente es el texto, léalo con cuidado»).

Convergencia con las grapas metaméricas

Tanto los puntos gatillo como las zonas metamerales dolorosas revelan disfunciones periféricas reflejas. Travell actuaba sobre el músculo; el método metameral actúa sobre la piel, pero ambos comparten la localización precisa de la zona disfuncional como criterio de intervención.

La grapa metamérica opera desde el exterior para interrumpir una señal dolorosa mantenida, igual que Travell introducía agujas o presión en el foco miofascial para desactivar su irradiación. En ambos casos, se trata de una modulación periférica con efectos centrales.

El cuerpo tiene su propio mapa del dolor. Travell lo dibujó sobre el músculo; la grapa lo traza sobre la metámera. Ambas lecturas revelan lo mismo: que el dolor se puede leer, y, por tanto, se puede modificar.

5. HENRY HEAD (1861-1940): ZONAS REFLEJAS, MAPAS CUTÁNEOS

Henry Head fue un pionero en el estudio de la segmentación sensitiva del cuerpo. Mapeó zonas cutáneas —hoy llamadas Zonas de Head— que reflejan disfunciones viscerales o neurológicas profundas. Estas zonas están relacionadas con raíces espinales específicas y se activan cuando el órgano o segmento correspondiente se encuentra alterado.

Obra clave: *On Disturbances of Sensation with Especial Reference to the Pain of Visceral Disease* (1893), junto a W. H. R. Rivers.

Frase representativa: «The skin becomes a screen on which deep pain is projected» («La piel se convierte en una pantalla sobre la que se proyecta el dolor profundo»).

Convergencia con las grapas metaméricas

La técnica metamérica bebe directamente de esta idea: que el dolor profundo puede manifestarse en la piel de forma precisa y segmentaria. El estímulo con la grapa se aplica sobre ese lugar exacto, como una tecla que puede reiniciar la disfunción desde fuera.

Head observaba, la técnica metamérica interviene. Su trabajo fue el primer mapa funcional del dolor que escapaba a la anatomía tradicional. No todos los dolores cutáneos son superficiales. Algunos son ventanas de un conflicto interno.

6. Charles-Édouard Brown-Séquard (1817-1894): La médula como órgano dinámico

Brown-Séquard fue uno de los primeros en concebir la médula espinal no solo como vía de paso, sino como centro de integración reflejo y de reorganización funcional. Formuló la teoría de la inhibición cruzada e introdujo el concepto de plasticidad medular mucho antes de que ese término existiera. Fue un visionario que anticipó el papel adaptativo del sistema nervioso central.

Obra clave: *Lectures on the Physiology and Pathology of the Central Nervous System* (1860), donde plantea que un estímulo periférico puede generar cambios duraderos en la médula espinal, incluso a distancia del punto original.

Frase representativa: «I believe that peripheral stimulation can induce central changes which remove pathological states». («Creo que la estimulación periférica puede inducir cambios centrales que eliminen estados patológicos»).

Convergencia con las grapas metaméricas

La técnica metamérica concreta esta idea con precisión clínica: un estímulo breve, preciso y doloroso —la grapa— puede desencadenar una reorganización funcional de la médula espinal. La metámera se convierte en punto de acceso al circuito.

La grapa, como la estimulación de Brown-Séquard, no trata el síntoma de forma pasiva. Provoca una relectura del segmento comprometido. Es plasticidad aplicada desde la periferia.

No siempre hay que actuar en la médula. A veces basta con enseñarle desde la piel.

7. RONALD MELZACK (1929-2019): EL CARTÓGRAFO DE LA NEUROMATRIZ

Ronald Melzack fue un psicólogo y neurocientífico canadiense, y la otra mitad intelectual del binomio que revolucionó la ciencia del dolor. Aunque colaboró con Wall en la teoría de la compuerta, su mayor aportación llegó en 1990, cuando propuso el modelo de la **neuromatriz del dolor.**

Melzack afirmaba que el dolor no es una mera respuesta a una lesión periférica, sino una **experiencia construida por el cerebro a partir de redes neuronales preconfiguradas.** Estas redes forman la «neuromatriz» y su activación produce una «neurosignatura», que da lugar a la experiencia dolorosa.

Este modelo explicaba por qué el dolor puede existir incluso en ausencia de una lesión (dolor fantasma, dolor crónico) y cómo **factores sensoriales, emocionales y cognitivos** participan en su generación.

- El dolor es una salida cerebral, no una entrada periférica.
- Se produce por activación combinada de áreas sensoriales, afectivas y cognitivas.
- La neuromatriz se forma desde el nacimiento y puede reorganizarse.
- Se ve influida por la experiencia, la cultura, el aprendizaje y el contexto.

Convergencia con las grapas metaméricas

La técnica de las grapas metaméricas introduce una señal periférica potente y precisa. capaz de generar una nueva activación cortical funcional.

Esa señal puede competir con la neurosignatura dolorosa preexistente y, al hacerlo, reorganiza la neuromatriz.

No se trata sólo de bloquear una vía, sino de modificar el mapa cerebral del dolor. Este es uno de los pilares más profundos del método.

> *El dolor es una experiencia producida por el cerebro, no un reflejo pasivo de lo que ocurre en el cuerpo.*
>
> RONALD MELZACK

Obra clave: *Pain and the Neuromatrix in the Brain* (2001), donde sintetiza décadas de investigación para demostrar que el dolor es una representación activa del cuerpo, no solo una respuesta a un estímulo.

Frase representativa: «The experience of pain is produced by patterns of nerve impulses generated by a widely distributed neural network —the "body-self neuromatrix"— in the brain». («La experiencia del dolor es producida por patrones de impulsos nerviosos generados por una red neural ampliamente distribuida —la "neuromatriz del yo corporal"— en el cerebro»).

El dolor crónico es una «historia mal contada» que se mantiene viva en la neuromatriz. La grapa, como intervención periférica precisa y disruptiva, provoca una interrupción de esa narrativa. Es un golpe de sentido en el mapa del cuerpo.

Reorganizar la neuromatriz no es solo tarea del pensamiento. También puede lograrse desde la piel. Desde ahí se puede reformular el yo corporal que sufre.

8. Bud Craig (1951-2017): La intercepción como conciencia corporal

Craig fue un neurocientífico clave en el estudio de la intercepción, la percepción que el cerebro tiene del estado interno del cuerpo. Demostró que la ínsula anterior integra las señales viscerales, somáticas y emocionales, convirtiéndose en la sede de la conciencia corporal y del dolor subjetivo.

Obra clave: *How do you feel? An interoceptive moment with your neurobiological self* (2002). Una obra de referencia para comprender la dimensión sentida del cuerpo.

Frase representativa: «The anterior insula provides the basis for the subjective image of the material self». («La ínsula anterior proporciona la base para la imagen subjetiva del yo corporal»).

Convergencia con las grapas metaméricas

El dolor crónico altera la imagen corporal. La técnica metamérica restituye el equilibrio sensorial desde la metámera afectada, lo que a su vez modifica la percepción que el sistema nervioso tiene del cuerpo.

La grapa restablece la armonía de la señal interoceptiva. Permite que el paciente vuelva a «sentirse a sí mismo» de forma coherente, sin dolor como distorsión central. No se trata solo de eliminar el dolor, sino de restaurar el cuerpo vivido.

9. Donald O. Hebb (1904-1985): La sinapsis que se fortalece

Hebb formuló una ley fundamental para comprender la persistencia del dolor: la plasticidad sináptica. Su célebre regla —«las neuronas que se activan juntas se conectan entre sí»— se ha convertido en piedra angular para explicar cómo se consolidan patrones funcionales, tanto saludables como patológicos.

Obra clave: *The Organization of Behavior* (1949), donde desarrolla la idea de que la experiencia repetida moldea físicamente la arquitectura del cerebro.

Frase representativa: «When an axon of cell A is near enough to excite a cell B and repeatedly or persistently takes part in firing it, some growth process or metabolic change takes place in one or both cells». («Cuando un axón de la célula A está lo suficientemente cerca para excitar a una célula B y participa repetida o persistentemente en su activación, se produce un proceso de crecimiento o cambio metabólico en una o ambas células»).

Convergencia con las grapas metaméricas

La técnica de las grapas metaméricas se inserta en la lógica hebbiana: interrumpe un patrón reforzado de dolor crónico mediante una nueva señal sensorial intensa, organizada y precisa. Al ofrecer una nueva vía de activación, la grapa compite con la conexión sináptica mantenida y la debilita, generando un desaprendizaje funcional.

El dolor crónico es una red aprendida. Y lo que se aprende, también puede olvidarse si se introduce un estímulo que enseñe otra salida.

10. RONALD DUBNER (1934-1923): LA MÉDULA COMO LUGAR DE CAMBIO

Dubner fue uno de los principales investigadores en describir cómo las neuronas de la asta dorsal de la médula espinal se adaptan tras una lesión, expandiendo sus campos receptivos y generando hiperexcitabilidad. Esta plasticidad puede perpetuar el dolor mucho después de curarse el tejido periférico.

Obra clave: *Plasticity in the Dorsal Horn and Central Pain Processing* (serie de artículos desde los años 80).

Frase representativa: «Spinal dorsal horn neurons can be reprogrammed by the pattern and frequency of incoming peripheral inputs» («Las neuronas de la asta dorsal pueden ser reprogramadas por el patrón y la frecuencia de los estímulos periféricos que reciben»).

Convergencia con las grapas metaméricas

La grapa metamérica introduce un nuevo patrón, inesperado, disruptivo, capaz de resetear las neuronas hiperactivadas de la asta dorsal. No solo silencia el circuito: lo reeduca desde la metámera afectada.

Si el dolor crónico es una médula mal entrenada, la grapa es el estímulo que la obliga a reaprender.

11. Hans Selye (1907–1982): El estrés que duele

Selye formuló el concepto de «estrés biológico» y describió cómo una respuesta crónica al estrés —la resistencia mantenida— puede derivar en enfermedades, incluyendo dolor crónico. Su teoría de la adaptación explica cómo el organismo agota sus reservas frente a agresiones persistentes.

Obra clave: *The Stress of Life* (1956), un texto fundacional de la fisiología del estrés.

Frase representativa: «It is not stress that kills us, it is our reaction to it». («No es el estrés lo que nos mata, sino nuestra reacción al mismo»).

Convergencia con las grapas metaméricas

La metámera alterada es el segmento que ha quedado en fase de resistencia. La grapa actúa como una señal intensa que interrumpe ese bucle adaptativo, permitiendo el retorno al equilibrio. Es una forma clínica de intervenir en el estrés localizado.

La grapa no actúa sobre el síntoma, actúa sobre el segmento en agotamiento.

12. Jean-Pierre Barral (1949-2015): El tacto que reorganiza

Osteópata y fisioterapeuta francés, Barral desarrolló la manipulación visceral, basada en la percepción manual fina del movimiento interno de los órganos. Demostró que una disfunción visceral puede provocar dolor somático reflejo.

Obra clave: *Manipulaciones viscerales* (tomo 1, 1983), donde sienta las bases de su enfoque clínico.

Frase representativa: «Structure governs function, and function influences structure». («La estructura gobierna la función, y la función influye sobre la estructura»).

Convergencia con las grapas metaméricas

Ambas técnicas parten de una escucha segmentaria. La metámera puede ser alterada por un trastorno profundo (muscular, visceral o nervioso), y la grapa interviene como reorganizador desde la periferia.

Como Barral con sus manos, la grapa lee y corrige. Donde hay caos, propone un nuevo orden segmentario.

13. LORIMER MOSELEY (1971): EL DOLOR COMO MAPA CEREBRAL

Moseley ha transformado la educación en neurociencia del dolor, demostrando que este no solo es una señal de daño, sino una construcción cerebral basada en experiencias previas, atención y aprendizaje. Propone que el dolor puede persistir cuando el sistema mantiene una representación corporal alterada.

Obra clave: *Explain Pain* (2003), junto a David Butler. Una guía revolucionaria para comprender y tratar el dolor crónico desde la neurociencia moderna.

Frase representativa: «Pain is an output of the brain designed to protect you». («El dolor es una salida del cerebro diseñada para protegerte»).

Convergencia con las grapas metaméricas

La técnica metamérica coincide con Moseley en que el dolor es una «lectura alterada». del cuerpo. La grapa introduce un estímulo periférico inesperado y significativo que corrige esa lectura, recalibrando el mapa sensorial corporal. Es una forma de rehabilitación desde la periferia hacia el cerebro.

El cuerpo puede aprender a doler. Pero también puede aprender a no doler, si la señal es clara y bien colocada.

14. Charles Scott Sherrington (1857-1952):
El arquitecto del arco reflejo

Sherrington sentó las bases de la neurofisiología moderna al describir cómo los estímulos periféricos son integrados en la médula espinal para producir respuestas motoras organizadas. Introdujo conceptos clave como el arco reflejo, la inhibición recíproca y la unidad funcional segmentaria.

Obra clave: *The Integrative Action of the Nervous System* (1906), texto fundacional de la fisiología del sistema nervioso.

Frase representativa: «The integrative action of the nervous system is the essence of all motor activity». («La acción integradora del sistema nervioso es la esencia de toda actividad motora»).

Convergencia con las grapas metaméricas

La grapa actúa sobre la unidad segmentaria descrita por Sherrington. Provoca un estímulo que, lejos de ser lesivo, reorganiza la respuesta refleja del segmento, recuperando la coordinación entre aferencia y eferencia. Es una forma clínica de restaurar la arquitectura segmentaria. Las metámeras existen. Y pueden entrenarse con el estímulo correcto.

15. IRENE TRACEY (1966): LA INTÉRPRETE DEL DOLOR EN TIEMPO REAL

Tracey ha liderado el uso de neuroimagen funcional para demostrar que el dolor es una experiencia dinámica, no solo un reflejo del daño tisular. Su trabajo mostró cómo las creencias, expectativas y emociones modulan el dolor desde el cerebro.

Tracey ha identificado las **regiones cerebrales implicadas en la modulación del dolor**, como la corteza cingulada anterior, la ínsula y el tálamo, y ha mostrado cómo la percepción del dolor puede amplificarse o inhibirse según el estado mental del sujeto

Obra clave: *Pain: A balance between damage detection and modulation* (Nature Reviews Neuroscience, 2005).

Frase representativa: «The experience of pain is not merely the product of nociception, it is the result of the brain's interpretation». («La experiencia del dolor no es simplemente el producto de la nocicepción, es el resultado de la interpretación del cerebro»).

Convergencia con las grapas metaméricas

La grapa es una señal que altera la interpretación central del dolor. Al generar una nueva información sensorial intensa y coherente, desencadena mecanismos de modulación descendente que reprograman la lectura del cuerpo desde el tronco encefálico y la corteza.

El cerebro lee el cuerpo. Pero también puede reescribirlo, si el estímulo tiene sentido.

16. GIANDOMENICO IANNETTI (1973): DOLOR COMO PLAN DE ACCIÓN

Iannetti ha profundizado en el estudio de la nocicepción rápida y la integración multisensorial. Plantea que el dolor forma parte de un sistema defensivo anticipatorio, y que puede modificarse si se interviene en el momento exacto en que el sistema está abierto al cambio.

Obra clave: *The neural basis of pain perception and modulation* (2013), publicaciones clave en *Current Biology* y *Trends in Cognitive Sciences*.

Frase representativa: «Pain is the result of multisensory integration and motor preparation. It is not only a sensation, but an action plan». («El dolor es el resultado de una integración multisensorial y de una preparación motora. No es solo una sensación, sino un plan de acción»).

Convergencia con las grapas metaméricas

La intervención metamérica se inscribe en lo que Iannetti llama «ventana de plasticidad», un momento en que el sistema nervioso es especialmente receptivo a reconfigurar su respuesta. La grapa, si se aplica con precisión, interrumpe la ejecución del «plan doloroso» y lo reemplaza por uno funcional. Si el dolor es una decisión, la grapa es un argumento que la contradice.

17. Linda R. Watkins (1950): Glía y dolor crónico

Watkins ha demostrado que el dolor persistente no depende solo de neuronas, sino también de células gliales —microglía y astrocitos— que amplifican y mantienen la señal dolorosa a través de procesos inflamatorios en la médula espinal.

Obra clave: *Neuroimmune contribution to pain: Glial mechanisms and therapeutic targets* (Nature Reviews Neuroscience, 2007).

Frase representativa: «Pain is not solely a neuronal phenomenon, it is the result of persistent neuroimmune dysregulation». («El dolor no es solo un fenómeno neuronal, es el resultado de una disfunción neuroinmune persistente»).

Convergencia con las grapas metaméricas

La estimulación provocada por la grapa también modula el entorno glial. Al alterar la actividad segmentaria, puede inducir un cambio en el estado de activación de la microglía, reduciendo la inflamación neurogénica que perpetúa el dolor. Es una forma de intervención sobre la neuro inmunidad desde la periferia.

La grapa no solo habla con las neuronas, también convence a la glía de dejar de alarmarse.

18. Manfred Zimmermann (1938–2021): El tono patológico

Zimmermann fue uno de los primeros en conceptualizar el dolor como un proceso autónomo y persistente, introduciendo el término *input tónico nociceptivo*. Su visión integró fisiología, comportamiento animal y plasticidad segmentaria para demostrar que la médula espinal puede mantener una actividad dolorosa sin estímulo externo.

Obra clave: *Pain mechanisms and plasticity: the legacy of the spinal cord.*

Frase representativa: «The spinal cord is not a passive relay but a dynamic organ of modulation and plasticity». («La médula espinal no es un relevo pasivo, sino un órgano dinámico de modulación y plasticidad»).

Convergencia con las grapas metaméricas

Zimmermann anticipó el terreno donde las grapas actúan, la médula reorganizada patológicamente. Su técnica propone apagar ese **input tónico** con una señal sensorial intensa y precisa. En vez de seguir el tono, lo interrumpe. Si el dolor se volvió una función autónoma, el tratamiento debe ser un golpe de sentido externo.

19. JOSEPH LeDOUX (1949): EL MIEDO Y EL DOLOR SE CRUZAN

LeDoux demostró que el miedo condiciona la percepción del dolor a través de la amígdala y redes límbicas. Su modelo del *cerebro emocional* ayuda a entender cómo el sistema defensivo amplifica el sufrimiento crónico.

Obra clave: *The Emotional Brain* (1996).

Frase representativa: «Emotions are not a luxury; they are a necessity for survival». («Las emociones no son un lujo; son una necesidad para sobrevivir»).

Convergencia con las grapas metaméricas

El dolor persistente es emocionalmente reforzado. La grapa actúa como corte en ese bucle, generando una experiencia somática positiva inmediata. Es el comienzo de una desensibilización desde el cuerpo.

20. A. Vania Apkarian (1956): La corteza toma el mando

Apkarian mostró que el dolor crónico afecta áreas ejecutivas del cerebro, como la corteza prefrontal, alterando la toma de decisiones y la autorregulación emocional. Considera el dolor una condición neurocognitiva.

Obra clave: *Chronic pain patients are impaired in emotional decision making* (2004).

Frase representativa: «Chronic pain is not just a symptom — it is a disease of the brain».
«El dolor crónico no es solo un síntoma — es una enfermedad del cerebro».

Convergencia con las grapas metaméricas

La grapa interrumpe la carga sensorial que alimenta esa reorganización prefrontal. Si el cerebro cambió por culpa del dolor, puede cambiar otra vez con una experiencia opuesta. El alivio súbito reorganiza la lectura ejecutiva del cuerpo.

El dolor enseña al cerebro a temer. La grapa lo sorprende con confianza.

21. Karen Davis (1956): El dolor como red dinámica

Davis ha liderado investigaciones que demuestran cómo el dolor no se limita a un circuito fijo, sino que involucra redes cerebrales moduladas por atención, emoción y expectativa. Fue pionera en utilizar neuroimagen funcional para mostrar cómo cambia la experiencia del dolor según el estado mental del paciente.

Obra clave: *Brain imaging of pain: What does it tell us?* (2011).

Frase representativa: «Pain is not a passive process; it is modulated by cognition, emotion, and context». («El dolor no es un proceso pasivo; está modulado por la cognición, la emoción y el contexto»).

Convergencia con las grapas metaméricas

Cuando el dolor se cronifica, la red de dolor entra en una activación sostenida. Las grapas metaméricas, al introducir un estímulo periférico inesperado y significativo, reorganizan esa red, forzando un cambio interpretativo que Davis ha demostrado posible con neuroimagen. La técnica activa el sistema modulador descendente desde la piel. Si el cerebro está atrapado en una red, la grapa puede desconectarla.

22. Tor Wager (1971): El dolor como construcción distribuida

Wager reconfiguró el concepto de «matriz del dolor», mostrando que no hay un centro único, sino una serie de regiones cerebrales que cooperan para generar la experiencia. Su trabajo con resonancia funcional y análisis de patrones ha demostrado que el contexto, el aprendizaje y la expectativa modifican la percepción del dolor más que el estímulo en sí.

Obra clave: *The Pain Matrix Reconsidered* (2013)

Frase representativa: «Pain is not one thing, but many interacting systems». («El dolor no es una cosa, sino muchos sistemas interactuando»).

Convergencia con las grapas metaméricas

El estímulo metamérico interfiere en esa construcción distribuida, aportando una señal intensa, precisa y disruptiva. Wager ha mostrado que este tipo de intervención sensorial puede desplazar la activación cerebral hacia patrones funcionales. La grapa introduce una entrada sensorial más creíble que el dolor previo.

23. Yannick Tousignant-Laflamme (1975): El comportamiento del dolor

Este clínico e investigador ha sido clave en trasladar el concepto de sensibilización central a la práctica médica. Diseñó escalas funcionales para detectar cuando el dolor ha dejado de ser una señal proporcional y se ha vuelto un fenómeno autónomo. Para Tousignant, el dolor se observa en cómo se comporta, no solo en lo que duele.

Obra clave: *Pain Behavior and Central Sensitization in Clinical Practice* (2020).

Frase representativa: «Central sensitization is not just about pain intensity, it's about how pain behaves». («La sensibilización central no se trata sólo de intensidad, se trata de cómo se comporta el dolor»).

Convergencia con las grapas metaméricas

Muchos de los pacientes tratados con grapas presentan comportamientos dolorosos desproporcionados. La técnica metamérica corrige esa respuesta aberrante desde el segmento, devolviéndole coherencia funcional. La observación de Tousignant encuentra en la grapa una herramienta terapéutica efectiva para tansformar el dolor en conducta saludable. El dolor es una conducta. Y la grapa es una corrección inmediata del gesto.

24. David Julius (1955) y Ardem Patapoutian (1967):
La biología del tacto y del dolor agudo

En 2021, el Premio Nobel de Medicina fue otorgado a David Julius y Ardem Patapoutian por descubrir los receptores moleculares de temperatura, tacto y presión, los canales **TRPV1**(capsaicina–calor) y **PIEZO1/PIEZO2** (mecanotransducción).

Gracias a ellos sabemos que:

- La piel contiene receptores específicos que detectan calor, frío, estiramiento o presión.
- Estos receptores activan fibras sensoriales que traducen estímulos físicos en señales eléctricas.
- La activación de estos canales puede desencadenar dolor, reflejos o sensaciones protectoras.

Aplicación a la técnica de las grapas metaméricas

Cuando se introduce una grapa en un punto hiperálgico, se activan fibras C, Aδ y probablemente canales **PIEZO** por presión tisular. Esa activación desencadena una cascada que modula el sistema sensorial desde la periferia hasta la corteza.

La señal generada es intensa, funcional y localizada. Y al competir con la señal crónica disfuncional, **reconfigura la experiencia dolorosa.**

Detectar el estímulo es el primer paso; interpretarlo, el desafío de la vida Adaptado de Ardem Patapoutian.

Sus descubrimientos validan la base molecular de toda intervención periférica; la piel no es un muro pasivo, sino una entrada inteligente al sistema nervioso.

Conclusión del anexo:
Saber, sentir y aplicar

Después de recorrer los pensamientos, intuiciones y descubrimientos de estos 24 autores, resulta evidente que la técnica de las grapas metaméricas no es una anomalía clínica, sino una expresión coherente de todo un cuerpo de conocimiento disperso que aquí se reúne y converge.

Cada uno de estos investigadores aportó una pieza del mapa: unos revelaron cómo siente el cuerpo, otros cómo procesa la médula, otros cómo representa el cerebro. Yo solo he unido esos caminos, guiado por la urgencia del dolor real, para construir una intervención precisa, eficaz y profundamente humana.

Este anexo es más que un respaldo teórico. Es una ofrenda de claridad a quien desee comprender por qué un pequeño estímulo, bien dirigido, puede producir un gran cambio.

Porque no se trata solo de colocar una grapa. Se trata de leer el cuerpo, identificar la metámera alterada, y provocar una respuesta neurosensorial que reconfigura la historia dolorosa del paciente.

ANEXO IV

¿Por qué es tan doloroso el estímulo mecánico de la grapa metamérica? Y tan necesario...

La implantación de una grapa metamérica genera un estímulo nociceptivo agudo e intencionalmente intenso. Esta activación simultánea de múltiples niveles del sistema nervioso explica su poder terapéutico. Se detallan a continuación los mecanismos implicados:

1. Respuesta local (tisular inmediata)

Al implantarse la grapa sobre una región de hipersensibilidad dérmica correspondiente a una raíz alterada, se estimulan terminaciones nerviosas libres del tipo C y Aδ, desencadenando la liberación de mediadores algógenos:

- Bradiquinina, sustancia P, prostaglandinas (PGE2).
- Histamina desde mastocitos.
- Citoquinas (TNF-α, IL-1β, IL-6).

Estos mediadores inducen inflamación neurogénica, dolor, calor, y disconfort transitorio en la zona tratada.

2. Respuesta periférica (nervio-raíz-ganglio dorsal)

El estímulo se transmite a través de fibras C y Aδ hacia el ganglio de la raíz dorsal, donde puede inducir:

- Descarga efáptica si existe sensibilización previa (glosario).
- Liberación antidrómica de sustancia P y CGRP, amplificando la inflamación.

- Inhibición funcional de la conducción aberrante previa mediante un estímulo de mayor intensidad.

3. Respuesta central (médula espinal y neuromatriz)

El estímulo alcanza el asta posterior medular, provocando:

- Despolarización intensa de neuronas de la asta posterior.
- Cierre de la compuerta (Gate Control) al bloquear vías de dolor crónico.
- Activación del sistema inhibidor descendente, con liberación de noradrenalina, serotonina, endorfinas.
- Reorganización de la neuromatriz del dolor, permitiendo la reconfiguración funcional del sistema nociceptivo.

4. Respuesta hormonal y neuroendocrina

Se produce una respuesta sistémica aguda:

- Activación del eje hipotálamo-hipófisis-suprarrenal (HHS) .
- Secreción de cortisol, adrenalina, noradrenalina.

Conclusión

La grapa metamérica actúa como un estímulo terapéutico completo: local, periférico, central y hormonal. El dolor agudo inicial no es un efecto adverso, sino el portal funcional hacia la reorganización, la inhibición del circuito disfuncional y la recuperación de la homeostasis del sistema nociceptivo.

ANEXO V

Referencias bibliográficas

Araya-Quintanilla, F., Rubio-Oyarzun, D., Gutiérrez-Espinoza, H., Arias-Poblete, L. & Olguín-Huerta, C. (2009). «Punción seca y cambios en la actividad muscular en sujetos con puntos gatillo miofasciales: Serie de casos». *Rev. Soc. Es Dolor.* 26(4):210-5.

Aspaym Madrid. «Dolor dorsolumbar». Disponible en https://www.aspaymmadrid.org/wp-content/uploads/2018/05/dolor-dorsolumbar.pdf.

Baldry, P. (2005). *Acupuncture, Trigger Points and Musculoskele-tal Pain.* 3rd ed. Edinburgh: Churchill Livingstone.

Barral, J. P. (1983). *Manipulaciones viscerales.* París: Editions Sully.

Bibliografía seleccionada: David Julius y Ardem Patapoutian.

Brown-Séquard, CE. (1860). *Lectures on the Physiology and Pathology of the Central Nervous System.* London: Churchill.

Butts, R., Dunning, J., Perreault, T., Mourad, F., Grubb, M. (2017). *Pe-ripheral and spinal mechanisms of pain relief by dry needling: A literature review.* J Bodyw Mov Ther. 21(4):940-7.

Caterina, M. J., Schumacher, M. A., Tominaga, M., Rosen, T. A., Levine, J. D., & Julius, D. (1997). «The capsaicin receptor: a heat-activated ion channel in the pain pathway». *Nature,* 389(6653), 816-824.

Cohen, S. P., Hooten, W. M. (2017). «Advances in the diagnosis and management of neck pain». *BMJ.* 358:j3221.

Coste, B., Mathur, J., Schmidt, M., Earley, T. J., Ranade, S., Petrus, M. J., Dubin, A. E. & Patapoutian, A. (2010). «Piezo1 and

Piezo2 are essential components of distinct mechanically activated cation channels». *Science,* 330(6000), 55-60.

Craig, A. D. (2002). «How do you feel? An interoceptive moment with your neurobiological self». *Nature Reviews Neuroscience.* 3(8):655-666.

Dubner, R. (1989). «Plasticity in the Dorsal Horn and Central Pain Processing». *Journal of Dental Research.* 68(11):1596-1600.

Fundación Kovacs. «Neurorreflejoterapia: Una técnica para el tratamiento del dolor». Disponible en: https://www.espalda.org.

Head, H. (1893). «On Disturbances of Sensation with Especial Reference to the Pain of Visceral Disease». *Brain.* 16(1-2):1-133.

Hebb, D. O. (1949). *The Organization of Behavior: A Neuropsychological Theory.* New York: Wiley.

Iannetti, G. D., Mouraux, A. (2010). «From the neuromatrix to the pain matrix (and back)». *Experimental Brain Research.* 205:1-12.

Jenkins, J.T., Gormley, J. (2006). «The effects of spinal manipulation on lumbar paraspinal EMG activity and spinal stiffness in patients with chronic low back pain». *Man Ther.* 11(2):100-9.

Latremoliere, A., Woolf, C. J. «Central sensitization: A generator of pain hypersensitivity by central neural plasticity». *J Pain.* 2009;10(9):895-926.

Lewit, K. (1985). *Manipulative Therapy in Rehabilitation of the Locomotor System.* Oxford: Butterworth-Heinemann.

Lewit, K. (1999). *Manipulative Therapy in Rehabilitation of the Motor System.* 3rd ed. Oxford: Butterworth-Heinemann.

Lewit, K. (2007). *Pains of the Locomotor System: Diagnosis and Therapy.* 2nd ed. Prague: OUP.

Lewit, K. (1979). «The needle effect in the relief of myofascial pain». *Pain.* 6(1):83-90.

McKemy, D. D., Neuhausser, W. M. & Julius, D. (2002). «Identification of a cold receptor reveals a general role for TRP channels in thermosensation». *Nature,* 416(6876), 52-58.

Melzack, R., Wall, P. D. (1965). «Pain mechanisms: A new theory». *Science.* 150(3699):971-979.

Melzack, R. (1971). «Phantom limb pain: Implications for treatment of pathologic pain». *Anesthesiology.* 35(4):409-19.

Melzack, R. (1987). «The Short-Form McGill Pain Questionnaire». *Pain.* 30(2):191-7.

Melzack, R. (2001). «Pain and the neuromatrix in the brain«. *Journal of Dental Education.* 65(12):1378-1382.

Mense, S., Simons, D. G. *Muscle Pain: Understanding Its Nature, Diagnosis, and Treatment.* 1st ed. Philadelphia: Lippincott Williams & Wilkins; 2001.

Moseley, G. L., Butler, D. S. (2003). *Explain Pain.* Adelaide: NOI Group Publishing.

Peier, A. M., Moqrich, A., Hergarden, A. C., Reeve, A. J., Andersson, D. A., Story, G. M., Earley, T. J., Dragoni, I., McIntyre, P., Bevan, S. & Patapoutian, A. (2002). «A TRP channel that senses cold stimuli and mentol». *Cell,* 108(5), 705-715.

Ranade, S. S., Woo, S. H., Dubin, A. E., Moshourab, R. A., Wetzel, C., Petrus, M., Mathur, J., Bégay, V., Coste, B., Mainquist, J., Wilson, A. J., Francisco, A. G., Reddy, K., Qiu, Z., Wood, J. N., Lewin, G. R. & Patapoutian, A. (2014). «Piezo2 is the major transducer of mechanical forces for touch sensation in mice». *Nature,* 516(7529), 121-125.

Revista de la Sociedad Española del Dolor. «Cochrane valida tres estudios sobre grapas en dolor lumbar».

Rodriguez-Raecke, R., Niemeier, A., Ihle, K., Ruether, W. & May, A. (2013). «Structural brain changes in chronic pain reflect probably neither damage nor atrophy». *PLoS One.* 8(2):e54475.

Selye, H. (1956). *The Stress of Life. New York: McGraw-Hill.*

Sherrington, C. S. (1906). *The Integrative Action of the Nervous System.* New Haven: Yale University Press.

Simons, D. G. (2001). «¿Do endplate noise and spikes arise from normal motor endplates?». *Am J Phys Med Rehabil.* 80(2):134-40.

Simons, D. G. (2002). «Clinical and histological evidence of myofascial pain». *Muscle Nerve.* 26(5):633-7.

Tominaga, M., Caterina, M. J., Malmberg, A. B., Rosen, T. A., Gilbert, H., Skinner, K., Raumann, B. E., Basbaum, A. I. & Julius, D. (1998). «The cloned capsaicin receptor integrates multiple pain-producing stimuli». *Neuron,* 21(3), 531-543.

Tracey, I. (2005). «Pain: A balance between damage detection and modulation». *Nature Reviews Neuroscience.* 6(7):507-520.

Travell, J. G., Simons, D. G., Simons, L. S. *Dolor y disfunción miofascial: El manual de los puntos gatillo.* 2.ª ed. Madrid: Paidotribo; 2019.

Travell, J. G., Simons, D. G. (1999). *Myofascial Pain and Dysfunction: The Trigger Point Manual.* Vol. 1. 2nd ed. Baltimore: Williams & Wilkins.

Wall, P. D., McMahon, S. B. (1986). «Microneuronography and he dorsal horn». *Trends Neurosci.* 9:137-9.

Wall, P. D., Sweet, W. H. (1967). «Temporary abolition of pain in man». *Science.* 155(3758):108-9.

Watkins, L. R., Maier, S. F. (2002). «Beyond neurons: Evidence that immune and glial cells contribute to pathological pain states». *Physiological Reviews.* 82(4):981-1011.

Watkins, L. R., Milligan, E. D., Maier, S. F. (2001). «Glial activation: A driving force for pathological pain». *Trends in Neurosciences.* 24(8):450-455.

Woo, S. H., Lukacs, V., de Nooij, J. C., Zaytseva, D., Criddle, C. R., Francisco, A., Jessell, T. M., Wilkinson, K. A. & Patapoutian, A. (2015). «Piezo2 is the principal mechanotransduction channel for proprioception». *Nature Neuroscience,* 18(12), 1756-1762.

Woolf, C. J. (1983). «Evidence for a central component of post-injury hypersensitivity». *Nature.* 306(5944):686-688.

GLOSARIO

Glosario de términos

Aferente: Se refiere a toda vía nerviosa que lleva información desde la periferia hacia el sistema nervioso central (SNC). Las fibras aferentes conducen estímulos sensoriales como el dolor, la temperatura o la presión. Son las responsables del primer paso en la percepción del entorno y de la propia corporeidad.

Bloqueo: No se trata de bloquear el dolor, sino de interrumpir el circuito que lo perpetúa. Un buen bloqueo no suprime, corrige. El bloqueo metamérico no es un silencio, es un nuevo orden sensorial.

Compuerta (*gate control*): La médula tiene compuertas; saber abrirlas y cerrarlas es clave. El sistema nervioso no transmite dolor, lo filtra. Toda entrada nociceptiva pasa por un filtro; si modulamos esa entrada, podemos alterar la experiencia. Las grapas actúan sobre la compuerta no con fármacos, sino con dolor funcional dirigido.

Dermatomo: Área de piel inervada por las fibras sensitivas de una sola raíz espinal. Su cartografía es clave en neurología clínica para el diagnóstico de afectaciones radiculares. La exploración cutánea en estos territorios permite detectar hipoestesia, alodinia o dolor referido.

Descarga efáptica: Fenómeno patológico de conducción nerviosa en el que un potencial de acción generado en una fibra nerviosa lesionada o desmielinizada induce la activación de fibras vecinas, sin sinapsis ni contacto directo, únicamente por proximidad eléctrica. Mecanismo: ocurre cuando varias fibras nerviosas —especialmente en raíces espinales dañadas o inflamadas— pierden su aislamiento mielínico y quedan tan próximas que el paso de un impulso eléctrico por una puede inducir una señal espuria en otra. Este «cortocircuito» fisiológico genera impulsos no deseados o exagerados.

Importancia clínica: La descarga **efáptica** contribuye a fenómenos de dolor neuropático espontáneo, alodinia e hiperalgesia. En el contexto de las grapas metaméricas, puede desencadenarse como parte de un estímulo terapéutico intencionado, actuando como detonante de una reorganización **funcional** del sistema nociceptivo al forzar **la interrupción de la conducción aberrante**.

Dolor: El dolor es una experiencia sensorial y emocional compleja, vinculada a una amenaza real o potencial sobre la integridad corporal. No es únicamente un síntoma, sino una construcción perceptiva modulada por factores físicos, psicológicos y contextuales. Puede proteger o castigar, liberar o limitar, según su origen, duración y significado para el sujeto.

Dolor agudo: El dolor agudo es una respuesta inmediata y proporcional a un daño tisular. Funciona como un sistema de alerta biológica, con valor adaptativo y finalidad protectora. Su evolución es previsible, responde a tratamientos convencionales y desaparece al resolverse la causa. Representa el lenguaje directo del cuerpo ante la agresión.

Dolor crónico: El dolor crónico es una percepción persistente que ha perdido su función defensiva. Supera el tiempo biológico de curación —habitualmente más de tres meses— y se independiza del daño inicial. Genera alteraciones sensoriales, afectivas y cognitivas. Es una enfermedad en sí misma, que requiere abordaje global y comprensión profunda del sufrimiento.

Dolor neuropático: El dolor neuropático surge de una lesión o disfunción del sistema nervioso somatosensorial. No refleja un daño tisular, sino una distorsión en las vías que lo interpretan. Se manifiesta con sensaciones anómalas: quemazón, descargas, frío doloroso, alodinia o hiperalgesia. Su naturaleza no es proporcional ni predecible. Aquí, el dolor es un eco sin herida. Descoloca al clínico, resiste al bisturí y burla a los analgésicos. No nace del daño en los tejidos periféricos, sino de una alteración en el propio sistema nervioso. Es el resultado de una disfunción: fibras nerviosas que han perdido su programación, circuitos que disparan señales sin control, raíces espinales irritadas o sensibilizadas, axones dañados que generan señales sin estímulo alguno. Es un dolor que se comporta como un eco sin origen, una alarma sin incendio. Puede arder, punzar, quemar o helar; puede aparecer como descarga eléctrica o como un entumecimiento tenaz. No guarda relación con el daño físico visible y por eso desconcierta; el nervio sufre, aunque el cuerpo parezca indemne.

Este dolor, que desafía a los tratamientos convencionales, no responde bien a los analgésicos habituales ni a la cirugía. Obliga

—no sugiere— a pensar distinto. A comprender que su origen no es mecánico, sino eléctrico y bioquímico. A abordar el sistema nervioso no como un simple canal, sino como un generador activo de sufrimiento. Y a tratarlo con terapias que modulan, reprograman o interrumpen sus mensajes equivocados.

Eferente: Se refiere a las vías nerviosas que conducen impulsos desde el sistema nervioso central hacia la periferia. Las fibras eferentes activan respuestas motoras o secretoras. En el contexto del dolor, su alteración puede generar disfunción muscular o autonómica asociada.

Esclerotomo: Territorio osteoligamentoso o conectivo profundo inervado por fibras aferentes de una raíz espinal concreta. Su afectación se traduce en dolor profundo y sordo, difícil de localizar, común en patologías vertebrales o articulares.

Grapa metamérica: Dispositivo metálico quirúrgico implantado superficialmente sobre la piel, en puntos específicos de la región glútea o craneocervical, que corresponden con territorios hiperálgicos de origen metamérico.

Su función no es estructural ni cutánea, sino **neurofuncional** al provocar un estímulo doloroso breve, intenso y localizado sobre un punto previamente sensibilizado, la grapa desencadena un proceso de neuromodulación segmentaria, que permite interrumpir la vía de conducción del dolor crónico y promover su reorganización.

El efecto terapéutico de las grapas metaméricas se basa en tres principios:

- Estímulo nociceptivo superador.
- Localización segmentaria precisa.
- Reconfiguración funcional de la red sensitiva implicada.

Su uso se dirige exclusivamente a **modular dolores persistentes de origen neuropático o mixto,** previa exploración clínica meticulosa.

Implantación: Implantar una grapa no es fijar metal, es marcar un punto de reinicio funcional. Cada grapa es un acto de comunicación con la raíz sensitiva. La colocación no es simbólica ni local, es estratégica y metamérica.

Inversión de la función: Un nervio puede dejar de informar y empezar a desinformar. La función sensitiva puede invertir su polaridad, de protectora a generadora de error. Cuando la información se corrompe, el cuerpo responde con dolor. El síntoma aparece cuando la función se invierte y el sistema ya no se autorregula.

Liberación antidrómica de sustancia P y CGRP: Fenómeno por el cual un impulso nervioso, en lugar de propagarse en dirección ortodrómica (desde la periferia hacia el sistema nervioso central), lo hace en sentido inverso —antidrómica— desde el ganglio de la raíz dorsal hacia la periferia a través de fibras sensitivas tipo C.

- Mecanismo:

Durante esta conducción retrógrada, se produce la liberación periférica de neuropéptidos, especialmente:

✓ Sustancia P: Aumenta la permeabilidad vascular y sensibiliza los nociceptores.

✓ CGRP (Calcitonin Gene-Related Peptide): Potente vasodilatador, sinérgico con la sustancia P.

Esta liberación genera una inflamación neurogénica local, incluso en ausencia de lesión tisular directa.

- Importancia clínica:

La liberación antidrómica de estos mediadores puede explicar la aparición transitoria de eritema, **calor, prurito** o **disconfort** tras la implantación de una grapa metamérica. Esta respuesta forma parte del proceso funcional de reseteo, activa la zona afectada, desencadena la reorganización segmentaria y permite una reconfiguración del circuito del dolor. Es una fase breve y autorregulada que contribuye al éxito terapéutico.

Malfunción nerviosa: El nervio no necesita estar dañado para estar equivocado. Hay dolores sin lesión, porque lo que está dañado no es el tejido, sino la codificación. La malfunción no se ve en las pruebas, se palpa en la piel y se revela en la respuesta al estímulo. Una raíz puede seguir conduciendo electricidad, pero haber perdido su verdad fisiológica.

EL RESETEO DEL DOLOR

Metámera: Unidad segmentaria del cuerpo humano derivada del desarrollo embrionario, constituida por un conjunto de estructuras (dermatomo, miotomo, esclerotomo) que comparten inervación por una misma raíz espinal. Las metámeras organizan el cuerpo en franjas horizontales neurosensoriales y motoras, permitiendo una lectura funcional del sistema nervioso periférico.

No tratamos zonas, tratamos trayectos. El mapa del dolor está en la piel, y cada grapa es un punto de acceso. La raíz sensitiva no es solo una vía de entrada, es una interfaz para reprogramar el dolor. Las metámeras son las bisagras ocultas del cuerpo sensorial. La piel es el teclado de acceso a la neuromatriz.

Miotomo: Conjunto de fibras musculares esqueléticas inervadas por las fibras motoras de una única raíz espinal. Cada miotomo representa la porción funcional motora de una metámera. Su evaluación permite localizar afectaciones radiculares a través del déficit de fuerza en movimientos específicos.

Modulación: El dolor no es una señal fija, es una experiencia modulada por contexto, memoria y expectativa. Modular no es reducir, es redirigir. El estímulo periférico, si es preciso, puede desactivar circuitos centrales enfermos. Las grapas metaméricas recalibran el sistema desde su entrada periférica, permitiendo un nuevo equilibrio neurosensorial.

Neuromatriz: El dolor es una construcción activa del sistema nervioso central. La neuromatriz es el conjunto de redes neuronales que genera la experiencia del dolor, incluso sin estímulo periférico. Intervenir en la periferia puede alterar la configuración interna de la neuromatriz. Las grapas son estímulos periféricos capaces de dialogar con la neuromatriz.

Raíz espinal: Porción del nervio espinal que emerge de la médula y se divide en raíz anterior (motora) y posterior (sensitiva). Su compresión o irritación se manifiesta en déficits motores, sensitivos o reflejos en el territorio metamérico correspondiente.

Reorganización: El dolor es una forma de organización errónea. Reorganizar no es eliminar el dolor, es devolverle su sentido fisiológico. La mejoría no viene del alivio, sino de la reorganización del circuito. Las grapas no anestesian, reorganizan.

Reseteo: No buscamos bloquear, sino reiniciar. El sistema, como cualquier red, necesita a veces apagarse para volver a funcionar. La grapa no interrumpe, reinicia. El reseteo es el acto terapéutico más sencillo y más olvidado. El dolor debe ser más intenso que el original para reconfigurar el sistema.

Segmento medular: Unidad funcional de la médula espinal que da origen a un par de raíces espinales. Se relaciona topográficamente con una metámera y permite organizar el sistema nervioso en niveles desde C1 hasta S5.

Síndrome doloroso regional complejo (SDRC): Trastorno neuropático crónico caracterizado por dolor persistente, desproporcionado al estímulo inicial.
Acompañado de alteraciones autonómicas, motoras y tróficas. Se clasifica en Tipo I, sin lesión nerviosa identificable

(antes «distrofia simpática refleja»), y Tipo II, con lesión nerviosa confirmada (antes «causalgia»). Ambos tipos presentan alodinia, edema, cambios cutáneos y debilidad. El dolor suele extenderse más allá del territorio inicial.

Su fisiopatología involucra sensibilización central, inflamación neurogénica y disfunción simpática. Es de curso variable, puede cronificarse y deteriorar la función.

Su manejo requiere enfoque multidisciplinar y precoz para evitar secuelas invalidantes.

Vías inhibitorias: El cuerpo dispone de sistemas endógenos de inhibición que pueden activarse con el estímulo adecuado. Las vías inhibitorias descendentes pueden ser despertadas por un impulso doloroso breve y controlado. Estimular la periferia con precisión permite abrir el acceso a las vías inhibitorias centrales.

Viscerotomo: Zona visceral cuya inervación depende de fibras viscerales (simpáticas o parasimpáticas) que emergen de un segmento específico de la médula espinal. La irritación visceral puede provocar dolor referido en estructuras somáticas del mismo nivel segmentario, fenómeno conocido como reflejo viscerosomático.

Epílogo

Después de décadas de experiencia, de bisturí y de palabra, de observación minuciosa y de preguntas sin respuesta, he llegado a un lugar inesperado: uno en el que la simplicidad, la precisión manual y la confianza en el dolor como vía terapéutica han transformado mi forma de tratar a los pacientes.

Las grapas metaméricas no son un invento, sino un descubrimiento. No porque sean nuevas, sino porque nos obligan a mirar con otros ojos lo antiguo. En un mundo saturado de tecnología, retornan a la raíz del gesto médico: detectar, intervenir, esperar, observar.

Este método —nacido de la necesidad y alimentado por la curiosidad clínica— ha crecido al margen de la ortodoxia, pero nunca fuera de la ética. No engaña, no promete más de lo que puede ofrecer. Es doloroso, breve y, en muchos casos, liberador.

No pretende sustituir nada, sino añadir una herramienta eficaz a nuestro arsenal contra el sufrimiento crónico, en especial el neuropático. No hay promesa de milagro, pero sí la evidencia acumulada de cientos de casos reales, documentados, sufridos, resueltos.

Este libro cierra un capítulo, pero no clausura el camino. La continuidad está garantizada no por una escuela o una institución, sino por algo más íntimo y más fuerte: una coautoría natural, hecha de sangre, ciencia y vocación. Mi hija, Gara María Cózar Adelantado, cirujana de columna, hereda no solo la técnica, sino la mirada, una que sabe cuándo actuar y cuándo escuchar.

Ella —con su juventud y su rigor— llevará esto más lejos de lo que yo imaginé. Yo, mientras tanto, sigo en mi consulta de Tenerife.

Trabajo en la explicación de los efectos de esta terapia en la cervicobraquialgia y en la cervicalgia tensional crónica cervicogénica. Si este libro es bien acogido, plasmaré el cuerpo completo en una segunda publicación.

Índice